In gesprek met de palliatieve patiënt

In gesprek met de palliatieve patiënt

Anne-Mei The
Cilia Linssen

Bohn Stafleu van Loghum
Houten

© 2008 Bohn Stafleu van Loghum, onderdeel van Springer Uitgeverij

Alle rechten voorbehouden. Niets uit deze uitgave mag worden verveelvoudigd, opgeslagen in een geautomatiseerd gegevensbestand, of openbaar gemaakt, in enige vorm of op enige wijze, hetzij elektronisch, mechanisch, door fotokopieën of opnamen, hetzij op enige andere manier, zonder voorafgaande schriftelijke toestemming van de uitgever.

Voor zover het maken van kopieën uit deze uitgave is toegestaan op grond van artikel 16b Auteurswet 1912 j° het Besluit van 20 juni 1974, Stb. 351, zoals gewijzigd bij het Besluit van 23 augustus 1985, Stb. 471 en artikel 17 Auteurswet 1912, dient men de daarvoor wettelijk verschuldigde vergoedingen te voldoen aan de Stichting Reprorecht (Postbus 3051, 2130 KB Hoofddorp). Voor het overnemen van (een) gedeelte(n) uit deze uitgave in bloemlezingen, readers en andere compilatiewerken (artikel 16 Auteurswet 1912) dient men zich tot de uitgever te wenden.

Samensteller(s) en uitgever zijn zich volledig bewust van hun taak een betrouwbare uitgave te verzorgen. Niettemin kunnen zij geen aansprakelijkheid aanvaarden voor drukfouten en andere onjuistheden die eventueel in deze uitgave voorkomen.

ISBN 978 90 313 59042
NUR 897

Ontwerp omslag: Nanja Toebak, 's-Hertogenbosch
Ontwerp binnenwerk: Designwork-bno, Deventer
Automatische opmaak: Pre Press, Zeist

Bohn Stafleu van Loghum
Het Spoor 2
Postbus 246
3990 GA Houten

www.bsl.nl

Inhoud

	Introductie	7
	Hoe gebruik je dit werkboek?	8
1	Welke woorden gebruik je bij slecht nieuws?	9
2	Invloed op de keuze voor behandeling	11
3	Geregeerd door angst	12
4	Mijn vader mag niet weten dat hij kanker heeft	14
5	Onterechte hoop op herstel	16
6	De vraag om een second opinion	18
7	Zelf op internet gezocht	20
8	Zo hadden we het niet begrepen	21
9	We kunnen in het ziekenhuis niets meer doen	23
10	Naasten die over hun grenzen heen gaan	25
11	Ze behandelen te lang door	26
12	Wilsonbekwaam	27
13	Morfine	32
14	Euthanasie	36
15	Arts en euthanasie	42
16	De euthanasievraag van een alzheimerpatiënt	47
17	De beleving van een sterfgeval	49
18	Het signaleren van de euthanasievraag	53
19	Verpleegkundigen tussen patiënt en arts	57
20	De dwingende euthanasievraag	60
21	Niet-betrokken verpleegkundigen bij euthanasie	66

22	Niet ingewilligd euthanasieverzoek	68
	Over de auteurs	72
	Bijlage 1 Betrokkenheid	74
	Bijlage 2 Positie kiezen	76

Introductie

Dit werkboek sluit aan bij het boek *Naast de Stervende Patiënt; beslissen over palliatieve sedatie, euthanasie en morfine* en het boek *Tussen Hoop en Vrees; palliatieve behandeling en communicatie in ziekenhuizen* van Anne-Mei The. Het werkboek is ook zelfstandig te gebruiken. De aanleiding voor het werkboek is de conclusie van The dat beslissingen rond het levenseinde en communicatie in de palliatieve fase ondanks goede regels en procedures, vooral ook een kwestie zijn van voortdurend afstemmen en blijven communiceren.

Dit werkboek geeft handvatten om te blijven praten over levenseindekwesties: met de patiënt, de familie, directe collega's en mensen van andere disciplines. En 'blijven praten' is nodig. Want zoals blijkt uit de casussen die in dit boek worden gepresenteerd, is er geen protocol dat ons uitsluitsel kan geven over hoe we het nu precies moeten zeggen. Ook in onze trainingen zie je dat er niet één manier is. Wat voor de een werkt, werkt niet voor de ander. Wat bij de ene patiënt werkt, werkt niet bij de andere. Waar het uiteindelijk om gaat is of je het effect bereikt dat je wil bereiken, of dat nu linksom, rechtsom of door het midden is. Het is belangrijk om de eigen effectiviteit te blijven toetsen en te blijven zoeken naar variaties in gedrag waardoor je bereikt wat je wil bereiken. Je kunt elkaar hierbij heel goed helpen. Dit werkboek is bedoeld om discussies op gang te brengen, om met collega's te toetsen wat je precies doet en welke overtuigingen, normen en waarden daaraan ten grondslag liggen en hoe het anders kan. Veel plezier ermee!

Anne-Mei The en Cilia Linssen

> *Euthanasie en beslissingen rond het levenseinde vinden plaats in een context van omstandigheden en betrokkenen die doorlopend (directe en indirecte) invloed uitoefenen op het verloop van het proces. Allerlei 'ruis' – zoals de wijze waarop interacties verlopen, persoonlijke eigenschappen en gevoelens van betrokkenen – die formeel geen rol mag spelen en in protocollen is 'weggedefinieerd' blijkt in de praktijk relevant te zijn en soms zelfs doorslaggevend. Beslissingen rond het levenseinde zijn processen en collectieve aangelegenheden waarbij de context van grote invloed is. Het zijn mensen die de beslissingen communiceren, nemen en uitvoeren… Om euthanasie vragen, is een proces en een dialoog waarbinnen ruimte voor zowel patiënt als arts moet zijn en beide partijen voorwaarden kunnen stellen. Het is daarom een sociale en een communicatieve aangelegenheid.*
>
> Uit: *Naast de Stervende Patiënt.*

Dank

Dank aan iedereen die input heeft geleverd voor dit boek, door ons tijdens onderzoeken en trainingen een inkijk te geven in hun dagelijkse praktijk en dilemma's die ze daarin tegenkomen. Speciale dank aan Linda van Hoek voor haar redactionele ondersteuning!

Hoe gebruik je dit werkboek

- De onderwerpen in dit werkboek sluiten aan bij de verhalen uit *Naast de Stervende Patiënt* en *Tussen Hoop en Vrees*. De reflectieonderwerpen, gemarkeerd door een icoontje, worden voorafgegaan door passages uit deze boeken. Deze passages zijn voor de leesbaarheid ingekort en bewerkt. Voor een volledige beschrijving verwijzen we naar de boeken.
- Bij ieder onderdeel wordt een aantal suggesties gedaan voor hoe je het gesprek op gang kunt brengen. Ook zijn er altijd één of meerdere tips voor de begeleider om het proces te bewaken. In sommige gevallen wordt er in cursieve tekst geciteerd uit het boek, of een passage genoemd waarin het onderwerp aan de orde komt.
- Het werkboek is te gebruiken door alle zorgprofessionals die met levenseindekwesties te maken hebben: artsen, verpleegkundigen en anderen. In sommige gevallen voegt het veel toe om er een multidisciplinaire intervisie van te maken, dat wordt bij het onderwerp aangegeven. Alle onderwerpen zijn ook te behandelen binnen de eigen discipline.
- Het aanwijzen van een gespreksbegeleider om het proces te begeleiden is aan te raden, met name omdat het voor veel deelnemers beladen en emotionele onderwerpen zijn. De begeleider is het meest effectief als hij of zij niet inhoudelijk verbonden is aan het onderwerp, niet relationeel verbonden is met (een deel van) de groep en geen belang heeft, hoe klein ook, bij de uitkomst van het gesprek.
- De voorbeelden van werkvormen en vragen zijn erop gericht om een gesprek op gang te brengen tussen de deelnemers, meer inzicht te verschaffen in beweegredenen en ideeën te geven voor hoe men situaties kan aanpakken, en in sommige gevallen tot haalbare praktische oplossingen te komen.
- Zie dit werkboek als een naslagwerk en een bron voor ideeën. Het is nog altijd het meest effectief als onderwerpen en casussen in eerste instantie uit de groep zelf komen. Geef die dus altijd voorrang!

1 Welke woorden gebruik je bij slecht nieuws?

'Ik ben bang dat ik slecht nieuws voor u heb,' zegt Liem.
Mevrouw Wiersema sluit haar ogen. Haar man doet zijn handen voor zijn ogen en ademt zwaar. 'U heeft een kleincellig bronchuscarcinoom. Gewoon gezegd: u heeft longkanker.' Het is stil. Mevrouw Wiersema kijkt opzij naar haar man.
'Wat nu, zult u misschien denken,' gaat de longarts verder. 'Kan daar wat aan worden gedaan?' Wiersema kijkt de arts oplettend aan. Zijn ogen volgen ononderbroken iedere beweging die hij maakt.
De arts zegt dat er 'gelukkig iets aan gedaan kan worden'. Het liefst zou hij Wiersema opereren. Dan wordt 'de afwijking' eruit gehaald en is het klaar. Maar opereren is helaas uitgesloten, want de tumor zit tegen de slagader aan. De tweede mogelijkheid is 'niets doen en afwachten wat er verder gebeurt'.
'Maar dan groeit de tumor door,' zegt Wiersema met zijn blik strak op de longarts gericht.
'Dan groeit de tumor door,' knikt deze. Dan noemt hij de derde optie: chemotherapie. Daar wil hij graag met Wiersema over praten.
Maar eerst zegt de arts Wiersema 'waarschijnlijk niet beter te kunnen maken'. De tumor is 'uiterst agressief'. Hij groeit snel en zaait zich binnen de kortste keren uit. De kans op genezing is uiterst klein, ongeveer zeven procent, maar als Wiersema het wil kan er nog wel wat worden gedaan. Deze tumor is goed te behandelen met chemotherapie.

    Uit: Tussen Hoop en Vrees, p. 14.

Welke woorden gebruik je?
Lees de tekst aan het begin van dit hoofdstuk eens door, en stel je voor dat je een patiënt bent die niet wil weten dat hij dood gaat. Welke woorden onthoudt die?

Kijk eens hoe deze zinnen bij jou overkomen. Zet ze individueel op een schaal van 'ergste boodschap' tot 'minst erge boodschap'.
'we kunnen u niet genezen'
'u wordt niet meer beter'
'u gaat dood'
'we kunnen u palliatief behandelen'
'u bent terminaal'
'we kunnen niets meer voor u doen'
'u heeft een kleincellig bronchuscarcinoom'
'u heeft longkanker'
'genezing behoort niet meer tot de mogelijkheden'

'met dit type kanker is uw vijf-jaarsoverleving 18%, als het limited disease is 7% en extended disease 3%'
'we kunnen u niet genezen maar wel behandelen'
'de kans op genezing is klein'
'we zullen moeten afwachten wat de therapie doet'
'ik raad u wel aan om als u dingen te regelen heeft, dat nu te doen'
Vergelijk dit met elkaar en licht toe. Wat zou je het liefst horen, wat het minst graag.

Wat zeg je als een patiënt vraagt: 'hoe lang nog?'. Welke woorden gebruik je? Welke absoluut niet?

Hoe presenteer je de optie: 'niets doen'?

Waarom zou iemand eigenlijk moeten weten dat hij dood gaat? Wanneer en waarom vind jij dat belangrijk?

Wat denk je en doe je als je van een patiënt te horen krijgt dat 'de (andere) dokter heeft gezegd dat ik weer beter word' terwijl jij weet dat de patiënt waarschijnlijk nog hooguit drie maanden te leven heeft?

Tips voor begeleiders

Blijf uitspraken steeds toetsen bij de rest van de groep op hoe zij denken dat dit ontvangen wordt. Benadruk hoeveel interpretatiemogelijkheden er zijn.

2 Invloed op de keuze voor behandeling

Mevrouw Janssen is 72 jaar. Ze heeft een niet-kleincellig bronchuscarcinoom op basis van pleuritis carinomatosa, stadium 3b. Karnofsky score van 90. Mevrouw Janssen heeft geen nier- of leverfunctiestoornissen. Ze is behoorlijk fit en functioneert nog goed. De Karnofsky score voorspelt ook een betere prognose als ze behandeld wordt. Mevrouw Janssen is weduwe. Sinds haar man dood is, is ze vrij eenzaam. Het hoeft allemaal niet meer zo. De arts ziet echter een stadium 3b, dat betekent nog net behandelbaar. Flink er tegenaan dus. Hij stelt een behandeling met chemotherapie voor: 'Uw kwaliteit van leven verbetert en als het goed aanslaat verlengt het uw leven. Mocht u last krijgen van benauwdheid, dan kunnen we het vocht tussen de longvliezen weghalen en de longvliezen eventueel aan het longvlies plakken. U heeft dan minder last van kortademigheid.'
Mevrouw Janssen luistert naar de arts. Ze vindt dat ze niet veel keus heeft. Ze is bang voor die benauwdheid, bang om te stikken. De arts geeft aan dat ze ook niets kan doen, maar dat vindt ze ook geen optie. Ze besluit dan toch maar te kiezen voor de chemotherapie.
De arts vindt het prima. Hij had al even gekeken naar de planning. Over drie dagen kunnen ze starten met chemotherapie. De oncologieverpleegkundige zal mevrouw Janssen nog eens precies uitleggen wat er gaat gebeuren.

Uit de praktijk, ingebracht in trainingen.

Wel of niet een behandeling?
Wat vind je, kan een patiënt in deze situatie zich beter laten behandelen, of niet?

Welk percentage van je patiënten krijgt een behandeling met bijvoorbeeld chemotherapie? Welk percentage van je collega's? Waaraan ligt dat?

Op welke manier beïnvloed je de patiënt, verbaal, non-verbaal, door je eigen overtuiging?

Hoe presenteer je de keuze, welke woorden gebruik je om de optie 'niets doen' of 'niet te behandelen' toe te lichten.

Tip voor begeleiders

De verschillen in percentages patiënten die artsen in dezelfde maatschap op chemotherapie zetten, zijn vaak enorm. Het is interessant om te onderzoeken wat hier een rol bij speelt.

3 Geregeerd door angst

Meneer Albert komt binnen bij dokter Van Dongen. Hij is doorverwezen door de chirurg. Zijn diagnose is darmkanker, uitgezaaid naar de lever. Dokter Van Dongen laat hem de foto zien. De kanker in de darm zit niet heel erg in de weg. Meneer Albert hoeft dus niet geopereerd te worden.
Dat vindt meneer Albert vreemd: 'Niet opereren?' 'Maar we kunnen het toch niet laten zitten?'
De arts legt hem uit dat als de kanker eenmaal is uitgezaaid, dat ze dan beter chemotherapie kunnen geven, want dan pakken ze het hele lichaam aan. Meneer Albert is opgelucht: 'Dus op die manier kan het ook weggaan?' De arts vertelt hem dat de kanker is uitgezaaid en niet meer genezen kan worden. Meneer Albert protesteert: 'Oh, maar dat had ik niet begrepen! De chirurg zei dat ik genezen kon worden!' Dokter Van Dongen lijkt dat niet waarschijnlijk: 'U kunt wel behandeld worden, met chemotherapie. Daarmee kunnen we uw leven verlengen, maar de kanker niet genezen.' Meneer Albert wil dan nogmaals weten of hij niet beter geopereerd kan worden. Hij blijft vragen stellen, maar luistert niet goed naar de antwoorden.
De arts kijkt op zijn horloge en begint te ratelen. 'Nee, dat heeft geen zin, want de kanker is uitgezaaid zoals ik al zei en hij zit niet in de weg. Wat we willen voorstellen is dat we beginnen met chemotherapie, door middel van een infusie, het zogenaamde Folfiri schema. Met deze combinatie hebben we een grote kans dat de therapie aanslaat, terwijl uw kwaliteit van leven zo lang mogelijk op een goed niveau kan blijven. Bij adequate behandeling zijn de bijwerkingen doorgaans heel goed hanteerbaar. Als de therapie aanslaat kunnen we in principe doorgaan zolang u baat blijft hebben. Er is bij deze behandeling geen oplopende toxiciteit. Nou wat vindt u ervan, zullen we het maar eens proberen?'
Meneer Albert doet nog een poging: 'Maar is het dan toch niet beter om geopereerd te worden, dan is het toch maar weg zou ik zo denken. Ik ben natuurlijk geen dokter maar...'

Luisteren
Is dit herkenbaar? Heb je zelf ook voorbeelden waarbij je zag dat een bepaalde boodschap niet overkwam, omdat er bij de patiënt duidelijk iets heel anders aan de hand was op dat moment?

Rollenspel
Speel deze of een andere scène eens uit. Doe even voor wat jijzelf en de patiënt voor gedrag lieten zien en laat dit overnemen door een andere deelnemer.
Wat denken de deelnemers dat gebeurt bij de ander?
Benoem eens tegen de 'patiënt' wat je ziet gebeuren, wat je hem ziet doen tijdens het gesprek. Wat heeft dit voor effect?

Tip voor begeleiders

Het geeft het meeste inzicht als je deze scène, of een vergelijkbare scène met iemand die zo bang is dat hij niet hoort wat je zegt, even uitspeelt.

4 Mijn vader mag niet weten dat hij kanker heeft

Irina woont haar hele leven al in Nederland. Haar vader is in 1972 hier gekomen als gastarbeider. Hij was al langere tijd terug in Turkije, toen zij en haar familie hoorden dat hij ziek was. Irina vertelt: 'Nou is het zo dat je in Turkije niet verteld wordt wat je mankeert als je ernstig ziek bent. Op een gegeven moment kwamen we erachter dat hij heel erg verzwakt was. We vermoedden toen dat het kanker was, dus hebben we hem heel gauw hier gehaald. Hij had alle uitslagen en resultaten van de kweek meegenomen, dus hier werd al heel snel duidelijk dat het longkanker was. Ik ging samen met mijn broer mee naar de longarts. We hoopten dat het iets anders was. De dokter zei zoiets van: "Het is longkanker, en het is jammer want eigenlijk is het gewoon afgelopen." Het kwam heel grof over. Zo zeg je dat toch niet? Het heeft ons heel veel dagen gekost om een beetje over die boodschap heen te komen.

Hij is nu al een tijd thuis na de chemo. We praten er helemaal niet over met hem. In onze cultuur is dat zo. Bij jullie is dat allemaal zo van 'recht voor zijn raap zeggen waar het op staat', maar bij ons niet. Als je hem confronteert maak je het alleen maar erger. Hij moet positief blijven, dus je moet positieve dingen zeggen. Als wij negatief zouden zijn, zou hij het denk ik snel opgeven. Ik probeer hem wel op mijn eigen manier duidelijk te maken wat dingen zijn. Mijn moeder geven we dezelfde informatie als mijn vader. Die kan soms ook zo negatief zijn, dan zeg ik "kom nou bij mij uithuilen, niet bij hem".'

Geanonimiseerd interviewverslag uit onderzoek Vragen stellen aan een Internetarts, Cilia Linssen, 2006.

Houd je je aan de wet, of sluit je bij de voorkeuren van patiënt en familie aan? Wat vind je van het verhaal aan het begin van dit hoofdstuk?

Heb je voorbeelden van naasten die je gevraagd hebben om niet het hele verhaal aan de patiënt te vertellen? Wat heb je gedaan? Wat is het effect op jou?

Wat levert openheid naar patiënten op, wat kost het?

Stel dat je zelf op dit moment een dodelijke ziekte had, zou je het dan willen weten?

Mogen mensen kiezen voor niet-weten, hoe doe je dat dan? Hoe expliciet maak je dat?

Check je wel eens met iemand hoeveel hij wil weten?

Rollenspel

Probeer iemand een boodschap te geven die hij niet wil horen. Wat gebeurt er? Wat bereik je? Probeer eens met die persoon het gesprek aan te gaan óver het gesprek. Wat wil hij eigenlijk van je in het gesprek?

Tip voor begeleiders

Deze discussie is snel afgelopen als je je alleen op de wettelijke verplichtingen richt, want die zijn helder. Onderzoek de andere waarden die hierbij in het geding zijn. De 'oplossing' zit niet in beslissen wat 'juist' is, maar in erover in gesprek gaan, met de patiënt, met zijn naasten: metacommunicatie.

5 Onterechte hoop op herstel

Mevrouw Gruter ligt voorover op de tafel te huilen met grote uithalen. De arts heeft zojuist uitvoerig de voor- en nadelen van chemotherapie CDE besproken. De diagnose is kleincellig brochuscarcinoom met uitzaaiingen in de lever.
'Ooo,' klinkt het. 'Hoe kan dit ... Hoe heb ik dit gekregen ... Ik heb altijd hard gewerkt. Ik heb niks gedaan. Ik heb zeven monden gevoed. Hoe kan dit?'
Enkele weken later hangt de arts de foto's op de lichtbak: 'Ik zal u laten zien wat er is gebeurd. Kijk. Dit is de foto van voor de behandeling met een grote tumor hier. Ziet u. En dit is de foto van vandaag. Ziet u het verschil?'
'O, hij is bijna weg,' zegt mevrouw Gruter.
'Er is weinig meer te zien; de tumor is flink afgenomen,' glimlacht de arts. 'De behandeling is goed aangeslagen; een mooi resultaat na drie kuren.'
De volgende controle komt mevrouw Gruter opgetogen binnen. 'Ik doe alles weer, fietsen, in de tuin, van alles.'
'Ik heb ook goed nieuws,' vertelt de arts, 'Kijk es: we hadden al gezien dat ie snel was afgenomen en nu... niets meer te zien, alleen nog een beetje tekening.'
Mevrouw Gruter: 'Wat ben ik blij; ik ben weer beter. U maakt me weer beter.'
'Het is een mooi resultaat; we moeten afwachten wat er verder gebeurt, maar op dit moment ziet het er goed uit,' legt de arts uit.
'En als het nu helemaal weggaat, kan het dan ook weer terugkomen?'
'We zullen moeten afwachten,' herhaalt de arts.
'Maar helpt u me dan weer?' wil mevrouw Gruter weten.
'Dan hebben we nog wel weer iets achter de hand,' stelt de arts haar gerust.
'Als u me maar weer helpt. U bent echt top.'
Bewerkte passage uit: Tussen Hoop en Vrees, p. 95-98.

Zo laten of ingrijpen?
Wat levert onterecht hoop op herstel de patiënt en zijn familie op? Wat kost het ze?

Wat zou je tegen deze mevrouw hebben gezegd, in welke bewoordingen?

Wat is het effect op jou van de intense blijdschap en tevredenheid van een patiënt zoals deze?

Heb je er wel eens bewust voor gekozen iemand in de waan te laten? Wat was de situatie? Wat wilde je bereiken? Wat was het effect? Zou je het anders doen?
Heb je wel eens bewust iemand 'uit de droom geholpen'? Wat was de situatie? Wat wilde je bereiken? Wat was het effect? Zou je het anders doen?

Tip voor begeleiders

Laat mensen letterlijk zeggen hoe ze het zouden zeggen. Vraag aan de anderen wat ze denken dat het effect van die tekst is. Deelnemers doen vaak ideeën op van elkaar en ze kunnen elkaar ook goed teruggeven wat ze denken dat het effect van hun tekst is.

6 De vraag om een second opinion

Mevrouw De Bruin is 75 jaar. Ze heeft niet-kleincellig longcarcinoom, stadium IV, gemetastaseerd naar lever en hersenen. Ze voelt zich behoorlijk ziek. Mevrouw De Bruin wil er alles aan doen om de ziekte te lijf te gaan. Haar uitgangspunt is: 'Als we nou maar gewoon iedere keer al die kankerhaarden te lijf gaan, dan kan ik hier nog oud mee worden'. Ze heeft niet veel vertrouwen in een 'streekziekenhuis als dit', en vraagt zich af of ze niet eigenlijk naar een gespecialiseerd kankercentrum moet. Ze heeft in de wachtkamer een verhaal gehoord van iemand die meteen helemaal afgeschreven was met longkanker. Ze is vastbesloten dat dit haar niet gaat gebeuren.

Meneer Alberts is 83 jaar, een gepensioneerde Groningse boer. Hij heeft uitgezaaide darmkanker, in een vergevorderd stadium. De oncoloog stelt een palliatieve behandeling voor. De schoondochter, zelf verpleegkundige in het Antoni van Leeuwenhoek Ziekenhuis, voert het woord: 'Mijn schoonvader wil een second opinion in het AvL.' De arts zegt: 'Nou, het lijkt me dat uw schoonvader dat zelf moet beslissen. Het is natuurlijk ook wel weer een hoop gedoe, zo'n second opinion en u voelt zich al niet meer zo sterk. Is dit wel wat ú wilt?' Meneer Alberts kijkt naar zijn schoot en zegt: 'Jaja, ze zal wel gelijk hebben.' 'Nou dan zal ik u alle informatie meegeven,' zegt de arts: 'Wij maken er hier nooit een probleem van als iemand een second opinion wil.'

Uit de praktijk, ingebracht in trainingen.

Medische en emotionele kosten en baten
Wat is het effect op jou als iemand om een second opinion vraagt?

Wat hoor je mensen zeggen die om een second opinion vragen?

Wat vragen mensen eigenlijk als ze een second opinion vragen?
Vind je het een goed idee dat de mensen in deze voorbeelden om een second opinion vragen? Waarom wel? Waarom niet? Wat denk je dat een second opinion ze op medisch en emotioneel vlak gaat opleveren en kosten?

Rollenspel
Speel dit voorbeeld of een voorbeeld uit je eigen praktijk eens uit. Vraag dan aan degene die de rol van de second opinionvrager heeft, vanuit welke motivatie ze erom vragen. Wat willen ze nou eigenlijk? Kun je die onderliggende wens van de second opinionvrager benoemen? Hoe kun je daaraan tegemoet komen?

Tip voor begeleiders

Als deelnemers gaan formuleren wat de echte wens is, dan formuleren ze dat vaak vanuit een oordeel: 'ze vertrouwen het niet', 'ze willen zichzelf belangrijk maken'. Ga op zoek naar hoe de second opinionvrager het zelf zou formuleren. Dan kom je vaak bij motivaties als 'we willen het zeker weten', 'we willen alles gedaan hebben'.

7 Zelf op internet gezocht

Mevrouw Servaas is een assertieve vrouw die haar huiswerk goed heeft gedaan. Ze heeft uitgezaaide borstkanker. Ze komt de polikliniek binnen met een grote stapel uitdraaien van internet. Ze wil bespreken welke behandeling wordt ingezet. De arts stelt voor een kuur te doen met chemotherapie om de uitzaaiingen aan te pakken. Hij dacht aan een FAC, een combinatie van 5FU, adriamycine en cyclofosfamide. Mevrouw Servaas rommelt in haar papieren en vraagt fel of die nieuwe middelen, een combinatie van middel x en middel y, niet beter zijn. De arts is terughoudend. Het zijn nog maar experimentele toepassingen, dus die kan hij niet voorschrijven. Mevrouw Servaas neemt hier geen genoegen mee. Tenslotte krijgt haar vriendin ze wel in een ziekenhuis in Rotterdam. En het stond in de krant in december. Ze heeft gelezen dat het toch wel effectiever is dan de behandelingen die er nu zijn. Zij wil dat ook. De arts legt haar uit dat het nog een onderzoek is. De standaardbehandeling is FAC. Er is nog geen consensus over het eerstelijns gebruik van middel x bij de behandeling van borstkanker. Daar is meer onderzoek voor nodig. Hij kan alleen volgens het protocol behandelen, en volgens het protocol kan hij alleen... Mevrouw Servaas wordt boos: 'Wat kan mij dat protocol nou schelen! Het gaat toch om mijn leven!'

Uit de praktijk, ingebracht in trainingen.

Eigenwijs?

Is dit herkenbaar?
Wat is het effect op jou als iemand iets op internet heeft opgezocht en op basis daarvan bij jou een vraag of een eis neerlegt?
Hoe reageer je? Welke woorden gebruik je daarbij?

Wat vind je ervan als mensen dingen op internet opzoeken?

Wat denk je dat de motivatie van mensen is om dingen op internet op te zoeken?
Hoe kun je dit benoemen in het gesprek met de patiënt?
Wat is jullie gezamenlijk doel? Hoe kun je dit benoemen?

Tip voor begeleiders

Met het benoemen van de intentie van de patiënt of naaste en het zoeken naar een gezamenlijk doel, kun je dit vaak uit de polariteit halen.

8 Zo hadden we het niet begrepen

Meneer Aalders heeft chemotherapie gehad en na enige tijd kreeg hij uitzaaiingen in de hersenen. Hij wordt nu bestraald. Het bericht dat de tumor was teruggekomen sloeg in als een bom. Meneer en mevrouw Aalders begrijpen niet hoe dat kan. De arts heeft ze laten terugkomen om verder te praten. Meneer Aalders vertelt dat het goed gaat, maar hij heeft nog wel een brandende vraag: 'Als het nu weer terugkomt; kan ik dan weer worden bestraald?'
De arts legt uit dat het moeilijk is met deze tumor. Als het terugkomt, kan er niet opnieuw op het hoofd worden bestraald. Meneer Aalders had begrepen dat het wel kon: 'Eerst zou ik tien keer worden bestraald dan weer tien keer.'
'Als de kanker op een andere plaats terugkomt kunt u wel opnieuw worden bestraald,' legt de arts uit. 'Als het op dezelfde plaats terugkomt niet.'
'Zo had ik het wel begrepen,' zegt Aalders. 'Eerst tien keer en dan zouden we kijken en dan weer tien keer.'
'Nou, het kan zijn dat ze bij de afdeling Radiotherapie een nieuw programma hebben. Maar daar is mij niets van bekend. Dat zou u dan aan de arts daar moeten vragen.'
Meneer Aalders valt stil. Hij had het wel zo begrepen.
De arts vervolgt: 'Het is een moeilijke vraag die u stelt. Maar ik moet u zeggen dat in het algemeen het antwoord op uw vraag nee is. Als de tumor op dezelfde plek terugkomt, is opnieuw bestralen uitgesloten. Als die zich ergens anders openbaart, moeten we kijken wat we kunnen doen. Maar hoe vaker de tumor terugkomt, hoe moeilijker het wordt om u te behandelen.'
Bewerkte passage uit: Tussen Hoop en Vrees, p. 95.

Ruis in de communicatie
Is het herkenbaar dat de patiënt dingen anders heeft begrepen dan je het hebt gezegd? Heb je daar meer voorbeelden van? Waaraan denk je dat dat ligt?

Hoe kun je er zeker van zijn dat patiënten je verhaal goed begrepen hebben?

Wat zeg je tegen deze patiënt? Hoe kun je zijn gevoel valideren/benoemen zonder hem inhoudelijk gelijk te geven?

Wat doe je als een patiënt je vertelt wat een andere arts of verpleegkundige heeft gezegd en je weet honderd procent zeker dat de inhoud van dat verhaal niet klopt? Doe eens voor wat je dan zegt.

Tip voor begeleiders

We denken nogal eens als we een verhaal van een patiënt horen over wat een arts gezegd heeft, dat hij dit ook daadwerkelijk gezegd heeft. Uiteraard zit hier erg veel ruis tussen.

9 We kunnen in het ziekenhuis niets meer doen

Meneer Fresco is twee weken geleden ontslagen uit het ziekenhuis. Zijn verloofde zorgt voor hem. De verloofde komt met meneer Fresco naar de polikliniek. Meneer Fresco hangt voorovergebogen in zijn rolstoel en heeft nauwelijks in de gaten waar hij is. De patiënten in de wachtkamer zijn diep onder de indruk. De arts roept de patiënt onmiddellijk in de spreekkamer. 'Het gaat niet zo goed met hem,' vertelt de verloofde. 'Hij is vanmorgen uit zijn bed gevallen. Alles gaat veel moeizamer. 's Nachts spookt hij door het huis en overdag slaapt hij meestal. Ik ben bang dat hij in de kelder gaat vallen. Vorige week heeft hij daar zijn behoefte gedaan. Gisteren heeft hij geplast op de vensterbank. Ik ben de hele dag met hem bezig.' 'Uw vriend gaat achteruit,' legt de arts uit. 'Maar wij kunnen niets meer voor hem doen.' De verloofde wil weten of ze ook van binnen kunnen bekijken hoe het met hem gaat. Hoe zien de foto's eruit? De arts zegt nogmaals dat haar verloofde achteruit gaat. De verloofde vertelt dat ze deze week nog naar de horecava geweest zijn. 'U had hem eens moeten zien: een en al vriendelijkheid. Echt, hij was daar zo goed. Een grapje hier, een grapje daar. Als u hem daar gezien had, had u dat niet gezegd. Waarom geeft u hem geen nieuwe kuur?'

De arts probeert het over een andere boeg. 'Ik denk dat het goed is als u gebruik gaat maken van de thuiszorg waar u recht op heeft. Ik denk dat de tijd is aangebroken.' De verloofde begint te huilen. Ze had niet gedacht dat het zo snel zou gaan. Ze vraagt of ze nog terug moeten komen in het ziekenhuis. Voor foto's en kuren. 'Alles wat we hier kunnen doen, kan een huisarts ook,' legt de arts uit. 'U bent van harte welkom hier. We zullen hem van elk bezoek hier een brief geven. Maar uw huisarts kan alles net zo goed doen als wij.'

Bewerkte passage uit: Tussen Hoop en Vrees, p. 103-104.

Overstap van ziekenhuis naar huis
Wat doe je als mensen terug willen komen naar het ziekenhuis, terwijl je denkt dat je niets meer voor ze kunt doen?

Hoe geef je iemand het gevoel van veiligheid mee dat ze blijkbaar in het ziekenhuis hebben?

Hoe kun je ervoor zorgen dat de overstap van ziekenhuis naar thuis goed gemaakt wordt? Wat is daarvoor nodig in de organisatie?
Wat is daarvoor nodig in de communicatie naar andere instanties?
Wat is daarvoor nodig in de communicatie naar de patiënt? Doe eens voor hoe je dat zegt.

Tip voor begeleiders

Ga eens na hoe de overstap meestal gemaakt wordt. Vaak is de communicatie tussen ziekenhuis en huisarts/thuiszorg vrij indirect. Hoe kun je dit directer maken en toch haalbaar houden?

10 Naasten die over hun grenzen heen gaan

Meneer De Jong is terminaal en ligt op een verpleegafdeling. Zijn pijnmedicatie is nog niet goed ingesteld en vooral 's nachts heeft hij last van delier. Hij schreeuwt dan de hele afdeling bij elkaar en heeft angstaanvallen. De verpleging heeft dan moeite om de situatie onder controle te houden. Voordat hij zo slecht werd dat hij niet meer aanspreekbaar was, heeft mevrouw De Jong haar man beloofd dat ze hem mee naar huis zou nemen zodat hij thuis zou kunnen overlijden. Mevrouw De Jong is hele dagen, en soms ook 's nachts, in het ziekenhuis. Ze ziet er dodelijk vermoeid uit. Ze vraagt steeds aan de verpleging of hij mee naar huis mag, wanneer hij mee naar huis mag, waarom hij nog niet naar huis mag. De verpleging maakt zich zorgen: zal zij het wel redden met hem thuis. De verzorging is zwaar. Zij verzekert steeds dat ze het aankan en dat ze genoeg hulp heeft. De verpleging vermoedt dat ze dat eigenlijk niet kan, maar zich koste wat kost aan haar belofte aan hem wil houden. Tegelijkertijd zijn ze bang dat als ze niet tegemoet komen aan haar wens om hem mee te nemen, zij zichzelf dit misschien nog jaren zal verwijten.

Uit de praktijk, ingebracht in trainingen.

Dilemma
Rollenspel in carrouselvorm
Deelnemers gaan in een kring staan, mevrouw De Jong (gespeeld door de begeleider of één van de deelnemers) gaat bij iedereen twee minuten langs met de vraag 'wanneer mag mijn man nu naar huis?'. Ga hier eens met mevrouw De Jong over in gesprek.

Heb je nog meer voorbeelden van naasten die hun eigen grenzen overschrijden? Hoe behoed je ze daarvoor? Benoem eens waardoor deze naasten gedreven worden? Heb je zelf wel eens als naaste naast een ziekbed gestaan? Wat riep dat in jou op?

Tip voor begeleiders

Check bij deelnemers wat hun doel is met het gesprek. Wil je overtuigen, of in gesprek komen. Meestal kom je pas in gesprek als je in contact komt met wat het bij jou doet, en de onderliggende emotie bij mevrouw De Jong benoemt. Inhoudelijke argumenten over waarom het waarschijnlijk niet gaat werken thuis, sorteren meestal geen effect.

11 Ze behandelen te lang door

Verpleegkundige Mirjam heeft er vaak moeite mee als patiënten chemotherapie wordt aangeboden. Moet dat nu nog, denkt ze dan. Maar ze is geen arts. Dus ze overziet het effect niet altijd helemaal. Laatst heeft ze dat nog ervaren. Bij Bokjes. Zo'n 'iel klein mannetje' dat na elke kuur weer in een dip op de verpleegafdeling kwam. Mirjam vond echt dat hem 'wat werd aangedaan' door hem chemotherapie te geven. Op een gegeven moment zag ze Bokjes bij de röntgenafdeling zitten. Hij vertelde dat het heel goed ging. Dat hij een hele fijne zomer had gehad. Toen dacht ze: misschien is het toch goed geweest.
Uit: *Tussen Hoop en Vrees*, p. 92.

Wanneer houd je op met behandelen?
Is dit herkenbaar?

Heb je zelf voorbeelden van patiënten die naar jouw mening 'te lang doorbehandeld' zijn? Zien anderen dat ook zo?

Kijkend naar één patiënt, wat waren daarbij voor de betrokken disciplines de redenen om door te behandelen? Wat waren daarbij de overwegingen? Wat waren de effecten van de behandeling (zowel tijdens de behandeling als naderhand)?

Tip voor begeleiders

Dit leent zich vooral goed voor multidisciplinaire discussies. Artsen en verpleegkundigen hebben hier vaak een ander perspectief op. Verpleegkundigen zien het lijden onder de behandeling, artsen het resultaat van de behandeling.

12 Wilsonbekwaam

De tragiek van het sterfbed, Linda Bos

Linda Bos, een vrouw uit 1973, heeft tijdens een longpunctie onverwacht een hartstilstand gekregen. Ze is gereanimeerd en ligt in coma. Duidelijk is dat Linda niet meer zal herstellen. Eileen Wolters, verpleegkundige, spreekt van een 'sterke vrouw en de spil van het gezin'. 'En nu ligt ze in een vernederende toestand. Katheter. Mond open. Kwijlend. Een stinkende vaginale infectie. Compleet hulpeloos, net een plant. De familie vindt het vreselijk om haar zo te zien.' In het verpleegkundig dossier staat: 'De familie is het eens over een niet-afwachtend beleid; ze staan unaniem achter het morfinebeleid. Ze hopen dat haar lijdensweg zo kort mogelijk zal zijn en zouden, indien mogelijk, actieve euthanasie willen laten toepassen. Ik heb hun gewezen op de grenzen van de wet, maar wel toegezegd dat we alles zullen doen om mevrouw Bos niet te laten lijden. De familie brengt daarvoor begrip op, maar hoopt op een rustige, snelle dood. De spuitpomp met morfine mag 'zo nodig' sneller worden gezet.'
Linda kan zelf niet meer aangeven hoe zij behandeld wil worden. Zij is wilsonbekwaam. Euthanasie is bij haar niet meer mogelijk. Levensbeëindigend handelen bij Linda is strafbaar en valt onder het delict 'moord'. Niet strafbaar is het staken of niet inzetten van een behandeling. Bij Linda Bos kan echter niets worden gestopt: ze ademt op eigen kracht en behalve heparine en morfine krijgt ze geen medicatie. De sondevoeding is al gestopt. Ze krijgt alleen vocht toegediend. Het geven van hoge doses pijn- en symptoombestrijding is eveneens niet strafbaar, als tenminste de 'primaire intentie' van de arts symptoombestrijding is en niet het leven beëindigen. Ondertussen heeft de familie het er heel moeilijk mee Linda zo te zien lijden.
Mensen in de situatie van Linda zijn de tragiek van de praktijk. Haar leven beëindigen mag niet en daarmee is de zaak juridisch gezien afgedaan. Maar daarmee is het 'probleem' allerminst opgelost. Het wordt overgelaten aan de praktijk. De mensen rond het bed van de patiënt – artsen, verpleegkundigen en naasten van de patiënt – blijven geconfronteerd met de ontluistering die vraagt om een uitweg.
Bewerkte passage uit: Naast de Stervende Patiënt, p. 10-26.

Euthanasie is onmogelijk, wat dan?
Hoe communiceer je naar de familie dat je geen euthanasie kunt doen als mensen wilsonbekwaam zijn?

Neem een concrete situatie voor ogen, liefst één die jullie allemaal kennen. Als die er niet is, ga dan uit van bovenstaande casus.
Benoem de houding en het gedrag van de verschillende betrokkenen (zorgprofessionals, familie, evt. patiënt voordat hij/zij wilsonbekwaam werd).

Rollenspel
Probeer eens een paar manieren van communiceren uit. Dat kan op meerdere manieren, hier zijn er twee:
- een van jullie is de betrokken arts/zorgprofessional, een of meer anderen spelen de familieleden. Probeer eens wat verschillende manieren van communiceren uit. De 'familie' geeft feedback op de boodschap: is deze voor hen acceptabel, wat heeft de zorgprofessional precies gedaan om het acceptabel te maken.
- carrousel: Iedereen gaat in een kring staan, een van jullie speelt een familielid van een wilsonbekwame patiënt en loopt iedereen in de kring langs, gaat tegenover ze staan en vraagt 'waarom kunnen we geen euthanasie doen bij hem'. De eerste in de kring geeft antwoord en dan ga je door naar de volgende. Zo krijg je een aantal verschillende aanpakken en 'teksten' te horen die voor iedereen bruikbaar kunnen zijn. Je ziet ook meteen wat effectiever en minder effectief is.

Tip voor begeleiders

Let op dat je niet verzandt in discussies over wat wel of niet 'juist' is. Kijk naar wat werkt en waarom het werkt.

De uitweg

**Als Linda sterk achteruitgaat en dreigt te stikken, polst haar zus Mary hoe er over euthanasie gedacht wordt. Mary vraagt het niet aan de zaalarts. Hij heeft hierover niks te zeggen en is daarvoor te jong en te onervaren. Ze vraagt het ook niet aan dokter Bron, de supervisor, omdat ze weet dat hij niet op haar vraag zal ingaan. Ze vraagt het aan Racz, de longarts-in-opleiding, omdat ze voelt dat deze er het meest voor openstaat. Mary doet dat op de juiste manier. Ze geeft Racz de ruimte door te vragen hoe deze er tegenover staat. Racz antwoordt dat 'euthanasie niet meer nodig is' en dat Linda dezelfde avond waarschijnlijk zal overlijden. Waaraan ze veelbetekenend toevoegt: 'Ik heb toch dienst.'
De communicatie tussen Racz en verpleegkundige Eileen Wolters op de avond waarop Linda sterft verloopt verder impliciet. Beiden hopen dat Linda zal sterven. Racz verhoogt enkele keren de hoeveelheid morfine en geeft eenmaal een dosis van 180. Later die avond geeft ze een vage opdracht aan Eileen: 'Flush een paar cc en verhoog de pomp ieder uur met een paar streepjes.' Als de verpleegkundige de arts later belt om te vertellen dat Linda dreigt te stikken en aandringt op een nauwkeurigere beschrijving van de opdracht 'een paar cc', antwoordt Racz ongeduldig: 'Een paar cc is een paar cc!' Eileen begrijpt dat ze het naar eigen inzicht kan invullen. Racz zei niet hardop, maar bedoelde wel: 'Geef zoveel als nodig is om te**

voorkomen dat Linda stikt en om haar uit haar lijden te verlossen. Daar zijn we mee bezig.' Eileen interpreteert de opdracht ruim en niet lang daarna overlijdt Linda. Ze geeft aan dat dit de onuitgesproken bedoeling was: 'Er is tussen Racz en mij niets uitgesproken, maar we wisten heel goed wat we aan elkaar hadden.' Er was een 'stille samenwerking' tussen arts, verpleegkundige en patiënt.

    Bewerkte passage uit: Naast de Stervende Patiënt, p. 10-26.

Impliciete communicatie en samenwerking
Voor verpleegkundigen: Heb jij, als je dit soort opdrachten uitvoert, het gevoel dat je de dood versnelt? Zo nee, waarom niet? Zo ja, waarom wel en wat vind je daarvan? Wat heb je nodig van de arts om dit met een goed geweten te kunnen doen?

Voor artsen: Neem je wel eens maatregelen waardoor je vermoedt dat je de dood versnelt? Ben je hier expliciet over naar de verpleging? Naar familie? Als je het niet uitspreekt, wat maakt dat je dit niet doet? Wat levert het jou, de patiënt en de familie op om het impliciet te houden? Wat zijn de valkuilen?

Tip voor begeleiders

Kijk of je erachter kunt komen waarom het zo werkt als het werkt en hoe effectief dan wel schadelijk het eigenlijk is.

Palliatieve sedatie

Een andere mogelijkheid voor Linda was wellicht palliatieve sedatie geweest. Palliatieve sedatie is het opzettelijk verlagen van het bewustzijn van een patiënt in de laatste levensfase. Het doel is het verlichten van het lijden. Hiervoor worden zogeheten sedativa gebruikt, zoals dexametason, dormicum en haldol. Palliatieve sedatie wordt de laatste jaren steeds vaker toegepast.
Palliatieve sedatie wordt toegepast als het overlijden binnen een tot twee weken wordt verwacht en als er een of meer onbehandelbare ziekteverschijnselen zijn. Deze onbehandelbare ziekteverschijnselen oftewel refractaire symptomen, zorgen voor ondraaglijk lijden van de patiënt. Refractaire symptomen zijn er als geen van de conventionele behandelingen (voldoende snel) effectief zijn, of deze behandelingen gepaard gaan met onaanvaardbare bijwerkingen. Pijn, dyspneu en delier zijn de meest voorkomende refractaire symptomen die in de praktijk aanleiding geven tot palliatieve sedatie. De arts kan palliatieve sedatie in principe voortzetten tot het overlijden.
Patiënten of naasten kunnen om palliatieve sedatie vragen. Ook de arts kan besluiten tot palliatieve sedatie in geval er een acute noodsituatie ontstaat. Hoewel de patiënt kan vragen om palliatieve sedatie, is het uiteindelijk de arts die beslist of deze wordt ingezet. Met andere woorden, de beslissing tot palliatieve sedatie is een medische beslissing. Het besluit en de overwegingen daartoe moeten in het dossier staan. Evenals de

besprekingen die plaats hebben gevonden met de patiënt, zijn naasten, tussen de hulpverleners onderling en met eventuele consulenten. Ook moet duidelijk zijn welk doel de sedatie dient en wat de keuze is van de middelen en doseringen.

Wanneer palliatieve sedatie is gestart, wordt voortdurend bekeken of de patiënt hiermee nog in een rustiger en aanvaardbare situatie is. De direct-verzorgenden spelen hierin een belangrijke rol. De arts die verantwoordelijk is, maar onvoldoende kennis heeft over palliatieve sedatie, refractaire symptomen of onzeker is over de juistheid van de indicatie, kan een palliatief consulent inschakelen. Anders dan bij euthanasie is een consult van een onafhankelijk arts echter niet nodig.

Bewerkte passage uit: Naast de Stervende Patiënt, p. 10-26.

Wanneer vind je palliatieve sedatie correct?
Hoe heeft palliatieve sedatie de praktijk veranderd volgens jou? Wat vind je daarvan?

Wanneer zet jij palliatieve sedatie in en wanneer niet? Heb je voorbeelden?

Wat zijn jouw eigen goede en slechte ervaringen met palliatieve sedatie?

Is palliatieve sedatie in jouw ogen een toevoeging geweest aan het arsenaal mogelijkheden, of ook een vervanging van morfine dan wel euthanasie?

Wat zijn de voordelen van de mogelijkheid van palliatieve sedatie? Wat zijn de valkuilen? Hoe ondervang je eventuele?

Tip voor begeleiders

Afhankelijk van de doelgroep is het hier soms noodzaak om de begrippen helder te hebben. Wat verstaat iedereen onder palliatieve sedatie?

Individuele variatie en combinatie van personen

Casussen zijn moeilijk te vergelijken. De ene situatie is de andere niet. In medisch opzicht zijn er verschillen, maar ook wat betreft voorgeschiedenis en betrokken personen is er onderscheid. Daardoor kan de uitkomst van situaties variëren.

Variatie in gedrag komt ook voor. Deels ten gevolge van structurele beperkingen. Zo kon de zaalarts weinig doen met de wens van de familie, omdat hij als AGNIO over weinig beslissingsbevoegdheid beschikte. Bron kon als specialist en supervisor wel beslissingen nemen. Maar ook zijn handelen was beperkt door regels: actieve levensbeëindiging is bij wilsonbekwamen strafbaar. Verder dan het verhogen van de dosis morfine (en Valium) wilde Bron niet gaan.

De persoonlijkheid speelt ook me. Er waren twee artsen bij het fatale onderzoek van Linda. De ene arts sprak nooit meer met de familie. Dokter Racz wel. Zij vond het moeilijk, maar voelde het als haar plicht. Ook onder de verpleging was variatie zichtbaar. Eileen Wolters stelde zich heel anders op dan haar collega, die een euthanasievraag van de familie naast zich neerlegde.

In het verlengde van individuele variatie in personen, ligt de verscheidenheid van de combinatie van individuen. De ruime opdracht die Racz aan Eileen gaf – 'een paar cc is een paar cc' – kan door een andere verpleegkundige anders worden geïnterpreteerd. Zowel de persoon die de opdracht geeft, als de persoon die de opdracht uitvoert heeft invloed op het verloop van het proces.

Bewerkte passage uit: Naast de Stervende Patiënt, p. 10-26.

Invloed en betrokkenheid bij een tragisch sterfbed

Bijna iedereen op de betrokken afdeling voelde zich in hoge mate betrokken bij deze aangrijpende casus. Als je deze casus leest, kijk dan eens vanuit de bril van de arts of de verpleegkundigen wat nu eigenlijk je invloed was geweest. Wat had jij echt kunnen bijdragen aan deze situatie. Zie hiervoor ook bijlage 1 *Invloed en betrokkenheid*.

Tip voor begeleiders

Ga vooral ook op zoek naar niet-medische invloed.

13 Morfine

De aandringende familie, meneer Duintje

De 77-jarige meneer Duintje lijdt sinds anderhalf jaar aan Amyotrofische Laterale Sclerose (ALS). Zijn vrouw zorgt thuis voor hem. Als Duintje op een avond via de Eerste Hulp op de afdeling wordt opgenomen, is de formele opname-indicatie 'forse dyspneu'. Maar belangrijk is ook dat zijn vrouw de dagelijkse verzorging niet meer kan opbrengen. Zij is vreselijk moe en waarschijnlijk zelf ernstig ziek.
Duintje is 'progressief benauwd' en erg moe. Hij heeft nauwelijks de kracht om slijm op te hoesten en ook praten gaat moeizaam. Dokter Racz waarschuwt de familie dat de situatie kritiek is en dat waarschijnlijk op heel korte termijn afscheid genomen moet worden.
De familie van Duintje heeft grote moeite zijn aftakelingsproces te aanschouwen. Van de altijd sterke, autoritaire vader die alles onder controle had, is weinig meer over dan een magere naar adem happende, slijmopgevende bedlegerige man. 'Vader gaat dood, dus laat het alsjeblieft zo snel mogelijk gebeuren, dan is alles tenminste achter de rug' lijkt hun standpunt. Duintje kan inderdaad weinig meer zonder hulp en wat hij doet gaat uiterst langzaam. De familie dringt aan op het toedienen van morfine: 'Toe geef dat spul, vader heeft het zwaar.'
De verpleging heeft echter bedenkingen. Meneer Duintje laat namelijk een andere kant zien. Naar omstandigheden, lijkt hij redelijk tevreden. Hij heeft geen haast zijn naderende dood dichterbij te halen: 'Ik wil de 95 nog halen' en 'ik geef nog niet op' is wat hij tegen de artsen en verzorgers zegt. Morfine wil hij niet: 'Absoluut niet'. Hij denkt dat als hij morfine krijgt, hij acuut doodgaat.

Bewerkte passage uit: Naast de Stervende Patiënt, p. 28-39.

Wat is de invloed van de familie?
Hoe ga je om met aandringende familie en/of familie die iets anders wil dan de patiënt?

Rollenspel
Neem een casus waarbij de familie sterk aandrong op verhoging van de morfine. Je kunt ook uitgaan van de situatie van meneer Duintje.
Benoem de spelers in deze situatie en verdeel die over de aanwezigen (arts, verpleegkundige(n), patiënt, verschillende familieleden).
Neem ieder een rol op je. Laat iedereen vanuit zijn eigen bril benoemen wat de situatie voor hem is, wat hij wil en waarom.
Wat levert het je op om er op deze manier naar te kijken?

Wat is het gezamenlijk belang van alle betrokkenen? Als je communiceert vanuit het gezamenlijk belang, wat zeg je dan tegen de patiënt, de familieleden, je collega's? Wat levert dit op?

Tip voor begeleiders

Probeer iedereen te motiveren zich echt in te leven in de persoon die ze 'spelen'. Laat ze elkaar daar ook mee helpen door bijvoorbeeld te vragen: 'Herkennen jullie hier de dochter in? Denken jullie dat dat is wat ze wil? Wat zou ze nog meer kunnen willen?'.

Morfinebeleid

De arts vertelt dat morfine het benauwdheidsgevoel kan bestrijden, maar dat het ook een remmende werking op de ademhaling kan hebben. Het stervensproces kan daardoor versnellen. De verpleegkundige Boukje Nauta legt het de familie en meneer Duintje later nog eens uit. Door de morfine zal meneer Duintje zich prettiger voelen, hij zal zich minder benauwd en angstig voelen. Hij zal rustig wegzakken en uiteindelijk overlijden. Dat zal niet onmiddellijk zijn en kan zelfs nog dagen duren.

Bewerkte passage uit: Naast de Stervende Patiënt, p. 28-39.

Hoe communiceer je het morfinebeleid?
Gaan mensen er wel of niet eerder van dood? Is het nou een verkapte vorm van euthanasie of niet? Deze discussie leent zich vooral voor een multidisciplinaire aanpak omdat hierbij de medische input belangrijk is.

Rollenspel in carrouselvorm
Iedereen gaat in een kring staan. Een van jullie speelt de dochter of zoon van een terminale patiënt bij wie jij morfine gaat instellen of verhogen. De dochter of zoon loopt iedereen in de kring langs, gaat tegenover ze staan en vraagt 'U wil hem morfine geven. Gaat vader nu eerder dood?'. De eerste in de kring geeft antwoord en dan ga je door naar de volgende. Zo krijg je een aantal verschillende aanpakken en 'teksten' te horen die voor iedereen bruikbaar kunnen zijn. Je ziet ook meteen wat effectiever en minder effectief is.
Bespreek het rollenspel na aan de hand van de volgende punten:
- Wat is volgens jullie 'waar' en wat is 'niet waar'? Als je hier binnen je groep geen overeenstemming over krijgt, aan wie zou je dan om toelichting kunnen vragen?
- Wat vonden jullie de meest effectieve manier om deze boodschap te communiceren?

Tip voor begeleiders

Dit is een onderwerp waar deelnemers vaak 'categorische' dingen over zeggen: 'van morfine ga je niet dood'. Andere deelnemers kunnen hiervan stilvallen zonder dat ze het geloven. Zet mensen aan op hun persoonlijke beleving: 'Wat is jouw ervaring hiermee?' of 'Zijn er situaties waarin het ook anders kan zijn?'. Het is ook interessant om te bekijken waarom we er graag zo categorisch over willen zijn.

Angst voor de dodelijke dosis bij de verpleegkundige

Na tien dagen is de situatie van meneer Duintje zo verslechterd dat hij zelf aangeeft morfine te willen. Hij krijgt een bolus van 5 milligram morfine en 20 milligram morfine per 24 uur in het infuus. Verpleegkundige Annemiek Rutgers heeft hem in de zorg gedurende de nacht. Tussen half vier en vier uur wordt hij erg benauwd en zijn longen klinken vol. Annemiek belt de fysiotherapie om hem te laten uitzuigen. Maar dat vindt Duintje erg onaangenaam en wil dat niet meer.
Wat moest ze anders dan de dienstdoende arts bellen, vertelt Annemiek later. 'En wie had er dienst? Ronald Grol!' spuugt ze eruit. 'Die deed zo bot. Toen ik vertelde waarvoor ik belde zei hij: 'Moet je luisteren, als je morfine geeft aan iemand in zo'n stadium moet je het goed doen. Geen halve maatregelen nemen. Geef hem een bolus van 10 milligram en verdubbel de hoeveelheid in het infuus.' Ik dacht waar heeft hij het over? Ik bel toch omdat die patiënt benauwd is? Daar wil ik iets aan doen. Ik bel niet omdat die patiënt dood moet.' De verpleegkundige heeft rode vlekken op haar wangen van opwinding. Ze heeft de bolus gegeven, zegt ze, maar de morfine niet verhoogd.

In het verpleegkundig dossier heeft ze geschreven:
... ik heb meneer in overleg met dokter Grol 10 milligram morfine intraveneus via het zij-infuus gegeven. Hier werd meneer Duintje heerlijk rustig van. Hij heeft toen nog een tijdje rechtop kunnen slapen.
Van dokter Grol mocht het gewone infuus op 40 milligram morfine per 24 uur; hier heb ik nog even mee gewacht aangezien de patiënt goed reageerde op de bolus...

Verpleegkundige Willemijn de Jong zat met Annemiek in de wacht. Volgens haar heeft Annemiek de morfine niet verhoogd, omdat ze het verband met de dood te confronterend vond. 'De patiënt was benauwd en het werd steeds erger. Annemiek heeft de dienstdoende arts gebeld en hij deed daar heel gemakkelijk over: als je morfine verhoogt, moet je het goed doen. Die man gaat toch dood? Geef hem een stootje morfine en verhoog de hoeveelheid morfine in het infuus flink.'
'Ik zat achter de computer bestellingen in te voeren,' vertelt Willemijn, 'en Annemiek kwam in tranen vragen of ik vond dat ze die morfine moest geven. "Wat wil je?" vroeg ik. "Je belt de arts om te zeggen dat Duintje benauwd is en wat je moet doen. Dan zegt de arts wat je moet doen en je doet het niet. We hebben het over een terminale patiënt die al morfine krijgt en niet wil lijden. Zo vreemd is de reactie van de arts niet." "Ja maar," zei Annemiek steeds opnieuw, "dan geef ik misschien wel de dodelijke dosis." Zij had er zelf moeite mee', zegt Willemijn. Annemiek heeft eenmalig wat extra morfine gegeven en het ophogen aan de dagdienst overgelaten. Willemijn vindt dat het vooruitschuiven van het probleem. Ze heeft gezegd dat

zij de morfine zeker zou geven, maar dat Annemiek geen dingen tegen haar wil moest doen. Dat het haar beslissing was. Willemijn vindt het een treffend voorbeeld van hoe verschillend verpleegkundigen over de werking van morfine denken en ermee omgaan.

Bewerkte passage uit: Naast de Stervende Patiënt, p. 28-39.

Wie is er makkelijk met morfine en wie niet?

Voor de verpleegkundige: Als je bij een terminale patiënt wordt gevraagd om morfine bij te spuiten, wat gaat er dan door je heen?
Als je er moeite mee hebt, communiceer je dat dan naar je collega's?
Weten jullie van elkaar wie er moeite mee heeft en wie niet? Wat levert die wetenschap je op?

Voor de arts: Als je de morfine verhoogt, heb je dan (soms) het gevoel dat je het levenseinde bespoedigt? Wat vind je daarvan?
Hoe communiceer je wat je doet naar de familie en naar andere betrokkenen zoals verpleegkundigen?
Vind je dat je 'makkelijk' of 'terughoudend' bent met morfine ten opzichte van je collega's? Wat vind je daarvan? Wat vind je van hun handelwijze?

Tip voor begeleiders

Probeer deelnemers uit het oordeel en de discussie te houden door verder te vragen op achterliggende motieven. Het doel is om begrip en ook duidelijkheid te creëren over elkaars standpunt.

14 Euthanasie

Vanavond om 8 uur..., mevrouw Van der Giesen

Een kleine week geleden is de 69-jarige mevrouw Van der Giesen met spoed opgenomen met hevige buikpijn. Een halfjaar geleden is een bronchuscarcinoom met uitzaaiingen naar de hersenen geconstateerd. Ze krijgt Dexametason tegen de misselijkheid en braken. De chirurg denkt aan een maagperforatie en vindt dat mevrouw Van der Giesen moet worden geopereerd, wat ze niet (meer) wil. De zaalarts, Daniël Heyne, vermoedt dat langdurig gebruik van Dexametason de oorzaak is van een acute pancreatitis.

In het verpleegkundig dossier staat:
...Mevrouw Van der Giesen geeft aan het leven moe te zijn en 'graag van deze wereld af te willen'. Dit is niet iets van de laatste tijd, dit idee heeft ze al heel lang. Wat haar op dit moment het meeste 'plaagt' is de buik en de misselijkheid. Dat probleem is naar de verwachting van de arts te verhelpen. Mevrouw Van der Giesen dacht zelf dat de buikklachten ook met 'de kanker' te maken hadden. Dokter Heyne heeft haar gezegd dat dat er niets mee te maken heeft. De Dexametason wordt morgen gestaakt, omdat dit de mogelijke oorzaak van de aandoening (mogelijk pancreatitis, mogelijk maagperforatie) kan zijn.

Om de pancreatitis te ontzien krijgt mevrouw Van der Giesen sondevoeding. Na twee dagen produceert de maagsonde bloed en krijgt de patiënte koorts. De sondevoeding wordt onmiddellijk gestaakt. In het verpleegkundig dossier staat:
Mevrouw Van der Giesen gaf meerdere keren aan dat het leven voor haar niet meer hoeft. Daniël Heyne heeft met haar en haar echtgenoot gepraat over de situatie. De koorts is waarschijnlijk veroorzaakt door de sondevoeding die de ontsteking aan de alvleesklier opnieuw heeft geactiveerd.
Er is gesproken over wat er nog wel en wat er niet meer zal gebeuren. Vannacht zal de situatie nog worden aangezien. Mevrouw Van der Giesen zal niet worden gereanimeerd en ook niet naar de afdeling Intensive Care en Beademing worden overgeplaatst. Er zullen wel maatregelen worden genomen om haar lijden te verzachten, mocht ze benauwd worden of pijn krijgen. De situatie wordt morgen opnieuw bekeken.

Mevrouw Van der Giesen kan niet verder worden behandeld, vertelt dokter Heyne de volgende dag. 'De vraag is dan of je een longkankerpatiënte met uitzaaiingen in het hoofd en de lever, nog langdurig intraveneus voeding moet geven. Dat betekent langdurige ziekenhuisopname en een hele hoop problemen en ellende. Ben je bereid dat te doen bij iemand die zegt dood te

willen? Nou, ik vind dat je dat niet moet doen. De andere artsen met wie ik dat heb besproken waren het daar eigenlijk ook wel mee eens. Dus...'
De arts gaat in op de euthanasievraag van Van der Giesen. Het belangrijkste voor hem is dat het niet mogelijk is mevrouw Van der Giesen te voeden. De arts vindt het aspect dat de prognose slecht is minder relevant. 'Ze krijgt nu al twee weken niets meer te eten, vanwege de ontsteking in de buik. Als het zo doorgaat zullen steeds meer complicaties optreden,' zegt de arts. 'Ik honger haar dood en dat vind ik niet acceptabel. Ik vind dat je dat niet kunt maken.' De arts schuift zijn stoel naar achteren. 'Eerst was ik niet bereid aan haar vraag tegemoet te komen, omdat haar acute klacht misschien nog behandelbaar was. Maar als je moet constateren dat dat niet zo is, tja, dan is het klaar, hè? Dan vind ik het niet raar dat zo iemand dat vraagt. Heel goed invoelbaar, moet ik eerlijk zeggen. Nu heb ik officieel gemeld dat ik euthanasie wil gaan plegen,' zegt hij. 'Ik heb een ontzettende berg papieren gekregen. Wat het allemaal is weet ik niet precies, maar het is wel veel.' Er wordt besloten morgenavond om acht uur de euthanasie uit te voeren.
Bewerkte passage uit: Naast de Stervende Patiënt, p. 40-61.

Wanneer mag een arts euthanasie uitvoeren?
Volgens de wet moet een arts bij euthanasie voldoen aan zorgvuldigheidseisen. Die houden in dat de arts:
- de overtuiging heeft gekregen dat er sprake is van een *vrijwillig* en *weloverwogen* verzoek van de patiënt;
- de overtuiging heeft gekregen dat er sprake is van *uitzichtloos* en *ondraaglijk* lijden van de patiënt;
- de patiënt heeft *voorgelicht* over de situatie waarin deze zich bevindt en over diens vooruitzichten;
- met de patiënt tot de overtuiging is gekomen dat er voor de situatie waarin deze zich bevindt geen *redelijke andere oplossing* is;
- ten minste één andere, onafhankelijke arts raadpleegt, die de patiënt ziet en schriftelijk zijn oordeel geeft over de bovengenoemde zorgvuldigheidseisen;
- de levensbeëindiging of hulp bij zelfdoding *zorgvuldig* uitvoert (zie ook: *Naast de Stervende Patiënt*, p. 61).

Schrijf allemaal éérst individueel op wat de *cursieve* woorden in deze tekst voor jou betekenen. Welk 'concreet gedrag' wil je zien (wat wil je ze zien doen) bij patiënt en arts om ervan overtuigd te zijn dat er aan deze zorgvuldigheidseis voldaan is.

Vergelijk jullie antwoorden (evt. op flip-over onder elkaar zetten). Benoem de verschillen en overeenkomsten. Wat zegt jullie dit? Hoe ga je hier nu in de praktijk mee om?

Tip voor begeleiders

Dit onderwerp is niet alleen voor artsen, maar voor iedere zorgprofessional die betrokken is bij euthanasie! Wat je waarschijnlijk zult merken is dat de interpretaties van deze wet nogal uiteen zullen lopen per persoon. Dat betekent dat je er met elkaar over moet blijven praten en je eigen handelen moet blijven toetsen bij anderen.

Wat maakt voor jou euthanasie acceptabel?
Wat zijn de voorwaarden waaraan moet worden voldaan om euthanasie *voor jou* acceptabel te maken?

Hoe communiceer je wat *jij* nodig hebt naar patiënt en collega's?

Tip voor begeleiders

Dit is opzettelijk een hele open vraag waarmee je inzicht krijgt in hoe mensen erin staan. Oordeelloos doorvragen geeft de deelnemers veel inzicht in wat belangrijk is voor hun collega's.

Beleving

**Alle betrokkenen, de familie, de verpleegkundigen, de artsen, vinden de euthanasie van mevrouw Van der Giesen gerechtvaardigd. Tegelijkertijd ervaren ze het als heel indrukwekkend en ook wel een beetje beangstigend. De familieleden Van der Giesen respecteren de wens van hun vrouw en moeder, maar vinden het aangrijpend afspraken over een dag en tijd te moeten maken. Gedurende de uitvoering vergeten ze bijvoorbeeld de hand van mevrouw Van der Giesen vast te houden, omdat ze zo overweldigd zijn door alles wat er gebeurt.
Verpleegkundige Anita Rigter die bij de euthanasie aanwezig is, vraagt zich af waarom ze toch zo zenuwachtig is. Vlak voor de uitvoering fluistert ze dat ze het gevoel heeft voor een spannende wedstrijd te staan.
Dokter Heyne zegt dat hij alles voor zichzelf goed kan verantwoorden, maar geeft toe dat hij de juridische procedure iets bedreigends vindt hebben. 'Iemand anders gaat nu beoordelen of ik het wel goed heb gedaan,' zegt hij. 'Op papier lijkt alles anders.'**
Bewerkte passage uit: Naast de Stervende Patiënt, p. 40-61.

Eigen ervaring met euthanasie
Wanneer heb je voor het eerst euthanasie meegemaakt en wat was het effect op jou?
Wat is het belangrijkste dat je geleerd hebt van je eerste euthanasie?

Ken je voorbeelden van euthanasie die voor jou niet goed voelden, en voorbeelden waarbij het wel goed voelde? Wat maakte dat je dat zo voelde?

Tip voor begeleiders

Het kan inzicht geven om anderen in de groep te vragen of zij dezelfde casus hebben meegemaakt en er een ander gevoel aan hebben overgehouden. Houd dat uit het oordeel, maar benoem dat het interessant is dat ze er een ander gevoel aan hebben overgehouden. Probeer uit te zoeken waarmee dat te maken heeft. Daarmee krijg je ook individuele lading en normen/waarden boven tafel.

Euthanasie 'goed doen'
'Mijn enige hoop is dat Daniël rustig is,' fluistert Anita. Hoewel ze al jaren op de afdeling werkt, is ze nog nooit bij de uitvoering van euthanasie betrokken geweest. Ze is niet bang voor zichzelf. Ze is ook niet bang voor de patiënt of de familie, maar ze hoopt 'in godsnaam dat Daniël het maar goed doet'
  (zie *Naast de Stervende Patiënt*', p. 49).

Wat is voor jou 'euthanasie goed doen'?
Wat is voor jou 'euthanasie niet goed doen'?

Tip voor begeleiders

Zoek bij 'niet goed doen' steeds naar informatie over wat dan wel 'goed' is door op zoek te gaan naar het tegenovergestelde. Focus hierbij op concreet gedrag. Wat doet iemand waardoor je ziet dat hij het 'goed doet'. Laat daarbij uiteraard ruimte voor interpretaties.

Tegen euthanasie

In de keuken van de verpleegafdeling. 'We hadden gisteravond nog een interessante uitspraak,' zegt Job Theunis. 'We stonden in de keuken over mevrouw Van der Giesen te praten en de zaalarts die de andere kant van de afdeling onder zich heeft, stond erbij. Hij vertelde dat hij uit geloofsovertuiging nooit euthanasie zou plegen. Wij vonden het toevallig dat mevrouw Van der Giesen dan net dokter Heyne als zaalarts heeft getroffen. Als patiënt ben je daar mooi klaar mee. Wij vroegen hem of hij haar dan wel zou doorverwijzen naar een andere arts. Nee, hij vindt dat een patiënt zelf moet vragen om een andere arts. Hij zei: "Als ik weiger om antibiotica te geven, dan verwijs ik mijn patiënt toch ook niet door naar een andere arts?"
  Bewerkte passage uit: Naast de Stervende Patiënt, p. 40-61.

Als je zelf niet betrokken wilt zijn bij euthanasie
Wat is de 'heersende norm' op de afdeling volgens jou ten aanzien van euthanasie? Schrijf dit eerst individueel op en deel het dan met elkaar.

Wil jij persoonlijk wel of niet betrokken zijn bij euthanasie?

Als je niet betrokken wilt zijn bij euthanasie, heb je dan het gevoel dat je daar openlijk over kan praten met je collega's? Hoe, aan wie en op welk moment geef je aan dat je niet betrokken wilt zijn?

Als jij zelf geen bezwaar hebt tegen euthanasie, hoe wil jij door je collega's worden geïnformeerd als zij om persoonlijke reden niet bij euthanasie betrokken willen zijn?

Tip voor begeleiders

Probeer zoveel mogelijk boven tafel te krijgen wat iedereen wil, of je mag willen wat je wil, en hoe je dat communiceert naar elkaar. Benoem het wanneer mensen in oordelen vervallen in plaats van persoonlijke overtuigingen, bijvoorbeeld 'als mensen euthanasie willen dan moet je dat gewoon doen'.

Scheiding van werkzaamheden

Madelon Verstegen en Anita Rigter droegen de dagen voor de euthanasie en de avond waarop deze werd verricht zorg voor mevrouw Van der Giesen. Daarnaast hielden zij in de gaten hoe het met de familie ging, die vrijwel de gehele tijd in het ziekenhuis aanwezig was.
De taak van de verpleging was voornamelijk controleren of alles goed verliep en (psychosociale) ondersteuning bieden. Anita Rigter zag haar taak gedurende de uitvoering van de euthanasie grotendeels als het begeleiden van de familie en daar hield ze zich ook strikt aan. Zo hielp zij niet mee met het oplossen van medicatie. Dokter Daniël Heyne 'deed het werk'. Symbolisch voor deze taakopvatting en arbeidsverdeling was beider aanwezigheid in de kamer van mevrouw Van der Giesen. Anita Rigter bleef gedurende de twintig minuten die de euthanasie in beslag nam in de kamer van mevrouw Van der Giesen, bij de familie. Daniël Heyne diende de middelen toe en telkens als hij zich van zijn taak had gekweten verliet hij de ruimte. In de zusterpost wachtte hij tot het tijdstip om het volgende medicament te geven. Dokter Blondell, de supervisor, zat gedurende de uitvoering in de zusterpost, twee meter voor de deur van mevrouw Van der Giesen, letterlijk de wacht te houden en klaar om in te springen als zijn hulp nodig bleek te zijn.
Nadat Anita Rigter na afloop van de euthanasie de kamer van mevrouw Van der Giesen had verlaten haalde ze diep adem. Ze moest weliswaar de patiënt nog afleggen en met de familie praten, maar haar functionele betrokkenheid bij de euthanasie was voor het overgrote deel achter de rug. Zij kon zich op dat moment even permitteren zich enigszins te ontspannen en stil te staan bij hoe ze vond dat het was gegaan. Direct na de uitvoering van de euthanasie verliet Daniël Heyne de kamer van mevrouw Van der Giesen en liep naar de telefoon om de gemeentelijk lijkschouwer op de hoogte te stellen. Vervolgens sprak hij gedurende lange tijd met de gemeentelijk lijkschouwer in het ziekenhuis en wikkelde hij de aan de meldingsprocedure verbonden administratie af. Zijn functionele betrokkenheid was, met andere woorden, na de uitvoering van de euthanasie allerminst beëindigd. De medische en juridische verantwoordelijkheid bij euthanasie rust immers op de arts. Als er iets mis zou gaan, zou dokter Heyne daarop worden aangesproken en wellicht worden aangeklaagd. Voor andere zaken, zoals stilstaan bij zijn emotionele beleving, was op dat moment (nog) weinig ruimte. Het was ongetwijfeld voor de arts een indrukwekkende ervaring. Het was immers de eerste euthanasie die dokter Heyne tot uitvoering bracht en het ligt voor de hand dat hij deze niet snel zal vergeten.

Bewerkte passage uit: Naast de Stervende Patiënt, p. 40-61.

Wat niet in het protocol staat

Wat doe je aan niet-zakelijke/medische dingen om een euthanasie in jouw ogen 'goed' te laten verlopen?
Welke voorbereiding tref je ten aanzien van tijd, ruimte, aanspreekpunten enzovoort?
Hoe ondersteun je de familie?

Tip voor begeleiders

Als je dit multidisciplinair bespreekt, vraag dan naar taakverdeling tussen functies en wat men van elkaar verwacht en waardeert.

Evalueren/intervisie achteraf

Wat heb je van elkaar nodig na een euthanasie, hoe en op welk moment?
Heb je het naderhand met elkaar over hoe een euthanasie verlopen is?
Betrek je daar andere disciplines bij? Werkt dat? Als dat niet gebeurt en je zou het wel willen, hoe communiceer je dat naar andere disciplines?
Wat levert een evaluatie/intervisie achteraf op? Wat kost het?

Tip voor begeleiders

Hou het praktisch en haalbaar. Deze discussie heeft de valkuil te leiden tot 'ideale plaatjes' die niet uitvoerbaar zijn. Check dus steeds de haalbaarheid.

15 Arts en euthanasie

'Ik was toevallig de arts', meneer Mook

'Bruno Felten was de longoncoloog in het HGK,' vertelt dokter Grit. 'Toen Felten vertrok naar een ander ziekenhuis heb ik enkele patiënten overgenomen. Felten had een meneer met een kleincellig longcarcinoom onder behandeling. Ik kende hem niet. Die meneer zei vrijwel direct op de eerste afspraak op de poli: "Er is iets wat ik met u wil bespreken. U zult wel in de papieren hebben gelezen, dat ik een belangrijke euthanasiewens heb. Doet u daar ook aan?" Ik heb gezegd dat als er goede argumenten voor waren, ik daar wel aan deed. "Ja, nee," zei die patiënt. "Want als u er sowieso niet aan doet, dan ga ik naar een andere dokter."

'Meneer Mook had een duidelijk standpunt,' zegt de longarts. 'Hij had in een vroeg stadium van zijn ziekte aangegeven euthanasie te willen als hij niet meer te genezen zou zijn. Felten had dat netjes in de status gedocumenteerd. Dat was heel prettig, want ik kon er zonder problemen "instappen".'

Toen de patiënt snelgroeiende hersenmetastasen kreeg, vond hij de tijd voor euthanasie aangebroken. Grit had daar begrip voor. Het ziekteproces verliep zichtbaar heel snel. Ze hebben een stuk of vier, vijf keer over de euthanasievraag gepraat. De eerste keer kwam Mook nog gewoon lopend binnen. Hij was zelfs nog met de auto naar het ziekenhuis gekomen. De tweede keer liep hij met een stok. De derde keer zat hij in een rolstoel.

Er was nog een behandelingsoptie: bestralen. 'Maar als weldenkend arts kun je op je vingers natellen dat, als je bestraalt in zo'n situatie, je achter de feiten aanloopt. Het zet het proces even op de rem, meer niet.' Het criterium voor euthanasie is voor Grit de onomkeerbaarheid van de ziekte. Mook wilde euthanasie omdat hij snel achteruitging. Hij wilde niet in coma raken, wat volgens Grit met hersenmetastasen kan gebeuren. Of een kortademigheidsdood sterven, wat niet ondenkbaar is bij longkanker. 'Dat waren zijn belangrijkste argumenten en tegelijkertijd zijn belangrijkste angsten. Dat wilde hij voorkomen.'

Mook was weduwnaar. Hij had een dochter die trouw meekwam naar het ziekenhuis. Grit had niet de indruk dat hij alleen of eenzaam was. Maar omdat depressie een rol kan spelen, heeft hij een psychiater in consult gevraagd om te kijken of de doodswens was geënt op depressieve kenmerken. Dat was niet zo. Als dat wel zo was geweest had Grit het naar eigen zeggen misschien wel niet gedaan.

Bewerkte passage uit: Naast de Stervende Patiënt, p. 62-74.

Euthanasie of niet?

Vind je euthanasie in dit geval terecht?
Wanneer vind je een euthanasievraag wel en wanneer niet terecht?
Beschrijf concrete situaties en check met je collega's of zij dit ook zo zien/zagen.

Tip voor begeleiders

Dit is opzettelijk een hele open vraag waarmee je inzicht krijgt in hoe mensen erin staan. Oordeelloos doorvragen geeft de deelnemers veel inzicht in wat belangrijk is voor hun collega's.

Voorbereidingen

'Op een gegeven moment verliep het een beetje klinisch,' verontschuldigt Grit zich. Er is een vermoedelijke diagnose, maar onderzoek moet het bewijzen. Bij Mook ging het ook zo. Er moesten een aantal dingen worden geregeld: opname, consult van de psychiater en een tweede arts raadplegen.
De gesprekken en de besluitvorming vonden plaats op de polikliniek. De uitvoering niet. Dat vond Grit niet gepast. 'Zo iemand overlijdt dan in zo'n onderzoekskamertje. En daarna moet het stoffelijk overschot door de wachtkamer worden afgevoerd.' Bovendien wilde de arts toch 'een bepaalde ambiance scheppen'. De naasten moesten in alle rust om het bed kunnen zitten. En er moest zeker geen haast zijn.
Overigens heeft Grit de patiënt daar nog wel van moeten overtuigen. 'Toen we tijdens het spreekuur op de polikliniek overeen waren gekomen dat het zou gebeuren, zei hij: "Ik ben er klaar voor, dokter. Doe het nu maar".'
Dat is volgens Grit heel slecht. Het is beter om de patiënt op te nemen. En rustig met hem en de familie af te spreken wanneer het zal gebeuren. Dan kan iedereen zich daarop instellen.
Op de verpleegafdeling kreeg Grit te maken met de verpleging. Hij begreep dat het voor hen een belasting kon zijn. Hij had al verschillende gesprekken met de patiënt gevoerd en 'het plan' was langzaam ontstaan. De verpleging was daar niet bij geweest. Zij hadden niet aan het idee kunnen wennen. Zij kregen te maken met een patiënt die wordt opgenomen voor euthanasie. 'Ja, dan schrikt iedereen. Het is toch beangstigend. Jeetje, deze meneer gaat niet dood. Deze meneer wordt doodgemáákt. Zo wordt dat gevoeld.'
Bewerkte passage uit: Naast de Stervende Patiënt, p. 62-74.

Impact van euthanasie op jou

Welke impact heeft een euthanasie waar je mee te maken hebt op jou als arts, verpleegkundige of zorgprofessional?

Heb je de indruk dat de patiënt/familie zich realiseert wat de impact op jou is?
Waar merk je dat aan?
Hoe maak je een patiënt en familie duidelijk wat de impact is op jou als arts/ verpleegkundige van hun wens tot euthanasie? Welke woorden gebruik je daarbij?
Wat heb je nodig van de patiënt en zijn familie?

Tip voor begeleiders

Het gaat hier over wat je als persoon (niet als professional) mag vragen van patiënt/familie.

Op het juiste adres

Verpleegkundigen hoeven het niet met de uitvoering van euthanasie eens te zijn, vindt dokter Grit. Maar hij vindt wel dat verpleegkundigen op een longafdeling, waar veel mensen doodgaan, ervoor open moeten staan. Ze moeten er rekening mee houden dat het af en toe gebeurt. En de artsen moeten begrijpen dat de verpleging er moeite mee kan hebben. Als Grit vandaag weer een patiënt voor euthanasie zou laten opnemen, zal de verpleging zich 'wel weer even schrap zetten'. Dat hoort er nou eenmaal een beetje bij.

Volgens Grit was het goed dat het besluit op de polikliniek is genomen. Op de verpleegafdeling zou het lastiger zijn, denkt de longarts, daar zijn meer mensen bij betrokken. 'Iedereen heeft een mening over euthanasie. Dat is goed bedoeld en er is vast goed over nagedacht, maar het stoort enorm.'

Als een euthanasievraag ter sprake komt tijdens de Grote Visite zal Grit zeggen: 'Dat moeten we nog maar een keertje bespreken, maar nu niet in dit forum.' Hoe groter het gezelschap, hoe groter de kans dat er mensen bij zijn die fundamentele bezwaren hebben tegen euthanasie. De arts kan dat respecteren. Zijn punt is dat iemand met gewetensbezwaren niet naar de argumenten van de patiënt en zijn medische toestand kijkt, maar zich laat leiden door religieuze motieven.

Grit meent dat er niet meer mensen betrokken moeten worden dan strikt noodzakelijk is. Wat hem betreft de patiënt, de familie, de zaalarts en een verpleegkundige. Liefst een verpleegkundige die een aantal dagen achter elkaar voor de patiënt kan zorgen.

Om commotie te voorkomen werd besloten dat Theo van Turen als enige verpleegkundige bij de euthanasie van meneer Mook betrokken zou zijn. Dat was ook voor de patiënt prettiger. 'Het is vervelend als hij zich tegenover allerlei mensen moet verantwoorden.' Later heeft Theo met zijn collega's gepraat. Hij heeft het bewust niet gebracht als een discussiepunt, zo van: wat vinden jullie ervan? Hij heeft gewoon meegedeeld hoe het was gegaan.

Bewerkte passage uit: Naast de Stervende Patiënt, p. 62-74.

Ben je bij ons op het goede adres voor euthanasie?
Denk je dat voor de patiënten bij jullie euthanasie een bespreekbaar onderwerp is?
Wat maakt dat je dat denkt?
Wil je dat het een bespreekbaar onderwerp is?
Als je eigenlijk geen euthanasie wilt doen of het niet op jouw afdeling vindt passen, hoe communiceer je dat dan?

Tip voor begeleiders

Als mensen aangeven een ontmoedigingsbeleid te voeren ten aanzien van euthanasie, laat ze dat dan concreet maken. Vaak hebben mensen hier goede redenen voor. De vraag is of ze dat standpunt ook helder communiceren naar de patiënt.

Wie praat er met de patiënt?

Soms ontstaan situaties waarin meerdere artsen en meerdere verpleegkundigen betrokken zijn bij het euthanasieverzoek. Dat kan ertoe leiden dat de patiënt zich steeds tegenover mensen met verschillende overtuigingen en meningen moet 'verantwoorden'.
Is dit voor jullie herkenbaar?
Wat is de meest wenselijke situatie voor de patiënt?
Wat zou één aanspreekpunt opleveren en wat zou het kosten? Wat zijn er nog meer voor oplossingen?
Hoe haalbaar zijn deze oplossingen?

Tip voor begeleiders

Voor de hand liggende oplossingen, bijvoorbeeld één aanspreekpunt, kunnen ook nadelen hebben, zoals persoonlijke klik en de invloed van slechts één persoon op het proces. Haal dit ook naar boven. Let op de haalbaarheid en pragmatiek van eventuele oplossingen.

Verschil in taakopvatting

Bij euthanasie speelt een belangrijke rol of de arts stervensbegeleiding en euthanasie tot zijn taak vindt behoren. Grit noemt het toeval dat Mook zijn pad kruiste. Als Mook bij dokter Liem op de polikliniek was gekomen en deze er niet afwijzend tegenover had gestaan, had hij het gedaan. Grit denkt even na. Het viel hem wel op dat tijdens een stafvergadering veel van zijn collega's onbekend met euthanasie zijn en het euthanasieprotocol niet gelezen hadden.
Grit heeft zich er wel in verdiept. Hij vindt het een belangrijk onderwerp, omdat longartsen veel met stervende patiënten in aanraking komen. Longkankerpatiënten kunnen op een hele nare manier dood gaan. Misschien dachten ze het niet nodig te hebben. En artsen kunnen euthanasievragen uit de weg gaan, legt Grit uit. Als hij bij Mook geen euthanasie had willen toepassen had hij hem bestraling aangeraden. Dan had hij het probleem een week voor zich uit geschoven.
'Misschien was er dan ook wel euthanasie gepleegd,' zegt de arts, 'maar op een heel andere manier.' Op een passievere manier. 'Dat passieve,' vindt Grit, ' is een hopeloos probleem.' Stervende longpatiënten zijn vaak kortademig en hebben pijn. Ze krijgen als pijnbestrijding een infuus met morfine en Valium. 'Dan kan je er vergif op innemen dat de patiënt eerder overlijdt, waar niemand rouwig om is.' Deze constructie wordt volgens Grit

gebruikt als 'ontsnappingsroute voor de dokter die het actieve element uit de weg wil gaan.' Dat vindt hij niet juist.

Grit vindt dat artsen moeilijke gesprekken over euthanasie en de dood niet uit de weg moeten gaan. Het kan voor patiënten bijvoorbeeld moeilijk zijn het woord euthanasie over de lippen te krijgen. Hoe gaat het meestal? De patiënt zegt: 'Dokter, ik kan het niet meer opbrengen.' In zo'n geval mag een arts best vragen: 'Denkt u wel eens aan euthanasie?' Aan de andere kant moeten dokters oppassen patiënten euthanasie niet aan te praten. 'Het is een moeilijk evenwicht.'

Grit denkt dat patiënten vaak zelf niet goed weten wat ze willen. Ze willen van hun pijn en benauwdheid af, maar euthanasie vinden ze ook weer wat beangstigend. En dan blijft iedereen eromheen draaien.

Bewerkte passage uit: Naast de Stervende Patiënt, p 62-74.

Taakopvatting
Vind je dat euthanasie en stervensbegeleiding tot je taak hoort?
Zo nee, wat maakt dat het niet past in jouw taakopvatting?
Zo ja, wanneer kun je zeggen dat je die taak goed hebt uitgevoerd?

Tip voor begeleiders

Houd tegen die laatste vraag nog een keer de cirkels van invloed en betrokkenheid (bijlage 1). Vaak leggen mensen de lat hoog voor zichzelf.

Persoonlijke stijl
Wat is jouw persoonlijke stijl in de fases signaleren, besluit nemen, uitvoeren? Vat dit samen in een paar kernwoorden, bijvoorbeeld 'terughoudend', 'onderzoekend', 'betrokken', 'professioneel'.
Licht dit toe aan je collega's. Vraag of zij jou daarin herkennen.
Wat denk je dat het effect van jouw stijl is op het gedrag van de familie en patiënten? Herkennen je collega's dit?

Tip voor begeleiders

Vraag door op wat het effect is van de persoonlijke stijl op collega's of op patiënten.

16 De euthanasievraag van een alzheimerpatiënt

Verpleeghuisarts Michiel Groothof heeft een euthanasieverzoek gekregen van een demente bewoner. Hij zit er erg mee in zijn maag. De meneer in kwestie woont sinds een maand of twee in Het Huis aan het Park. In eerste instantie was zijn verblijf tijdelijk. Hij moest herstellen van een beenbreuk. Al snel bleek dat deze meneer niet meer naar huis kon, omdat zijn dementie sterk toenam. Maar hij wil wel naar huis en vraagt daar ook om. Aanvankelijk deed de man zijn best om zich in het verpleeghuis aan te passen. Hij had zich voorgenomen er maar het beste van te maken. Dat is niet gelukt, vertelt Groothof. En nu slaat de walging toe.

De man vraagt nu om euthanasie. Hij neemt dat woord ook in de mond, vertelt Groothof, die dat woord bij voorkeur vermijdt in gesprekken met patiënten. Hij heeft liever dat mensen omschrijven wat ze bedoelen. Maar deze bewoner vindt hij nog heel goed te volgen, ondanks zijn vertraagde denkproces en moeizame praten. De man kan zijn lijden treffend verwoorden, vindt Groothof. Hij zegt dat zijn 'mond het niet doet', en omschrijft zijn situatie als 'ingesloten'. De arts heeft hem gevraagd of hij nog steeds dezelfde is. 'Ja,' zei de man, 'ik ben dezelfde. Alleen mijn mond kan het niet meer zeggen.'

Er is sprake van 'evidente lijdensdruk', zoals de arts het verwoordt. Dat blijkt uit de manier waarop de man zijn probleem en wanhoop beschrijft. Hij wilde niet dement worden en heeft zich daar al in het verleden over uitgelaten. Tot zijn verbijstering bevindt hij zich nu in de situatie die hij vreesde.

Deze bewoner heeft zich op euthanasie voorbereid. Al enige tijd geleden heeft hij er met zijn huisarts over gesproken. Hij heeft een euthanasieverklaring en is niet depressief, hoewel Groothof wel antidepressiva heeft voorgeschreven. Binnenkort zal de psycholoog van Het Huis aan het Park zijn cognitieve vermogens testen en nagaan of hij begrijpt wat hij zegt. 'Wat me aangrijpt', zegt Groothof, 'is de overtuiging en de wanhoop over wat hem staat te gebeuren. De enige troost is dat hij het misschien vergeet.'

De man vraagt om euthanasie, zijn vrouw niet. In een gesprek met Groothof over het te voeren beleid, wilde zij het maximale. Ze komt dagelijks zo'n vier, vijf uur op bezoek in het verpleeghuis. Het echtpaar heeft veel vrienden en kennissen die hem regelmatig opzoeken. Een rijk sociaal leven dus. De huisarts van het echtpaar zit er erg mee, vertelt Groothof. Die wil de euthanasievraag verder onderzoeken, maar dat kan niet. De man is nu in het verpleeghuis en valt onder de verantwoordelijkheid van de verpleeghuisartsen. In dit schemerachtige gebied wil Groothof geen euthanasie laten plaatsvinden. Het verpleeghuis streeft transparantie na. Bovendien

weten te veel mensen er vanaf: het echtpaar heeft veel vrienden. 'Ik kan zijn euthanasievraag natuurlijk laten opdrogen', oppert Groothof. 'Als ik wacht, vergeet hij het hopelijk. Over een tijdje kan hij zich helemaal niet meer uitdrukken en dan zal ik met zijn blik moeten leren leven. Zo gaat het meestal in het verpleeghuis.'
Toch overweegt Groothof naar eigen zeggen euthanasie. Anders zou hij niet op deze manier met de man praten. Dan zou hij de man vertellen: 'We kunnen het erover hebben, maar ik doe het niet.' Die ochtend had Rutger Varenkamp er bij zijn collega op gewezen dat de man wilsonbekwaam is, en dat euthanasie dan niet is toegestaan. Groothof is het niet met hem eens: 'Wilsonbekwaam, ameohoela. Ja, wat het beheer van zijn financiën betreft. Maar wat dit betreft, weet hij heel goed waar hij het over heeft.'

Bewerkte passage uit: In de Wachtkamer van de Dood, p. 135-137.

Trek je het naar je toe?
Wat zou jij doen in dit geval? Welke dilemma's spelen hier?
Deel de groep op in drie of vier groepen. Iedere groep geef je één waarde mee:
- zelfbeschikking is belangrijk;
- mededogen is belangrijk;
- je verantwoordelijkheid nemen is belangrijk;
- duidelijke afspraken zijn belangrijk;
- medisch handelen is belangrijk;
- het resultaat is belangrijk.

Ieder groepje leeft zich twee minuten in en bespreekt voor wat ze vanuit die waarde vinden van de situatie. Laat iemand in het midden staan en iedere groep vragen 'wat moet ik doen in deze situatie'.
Heb je situaties meegemaakt waarin jij of anderen gewacht hebben tot een euthanasievraag 'opdroogde'? Wat vond je daarvan?
Wat is het effect op jou?

Tip voor begeleiders

Het doel is hier niet om te beslissen 'wat juist is en wat niet juist', want daar kom je helemaal niet uit. Ga hierbij op zoek naar onderliggende normen en waarden. Waarom móet je volgens jou a of b doen? Waarom is dat belangrijk voor jou?

17 De beleving van een sterfgeval

Alleen in de nacht met een stervende patiënt, mevrouw Reynders

Verpleegkundige Marthe vertelt tijdens intervisie aangeslagen over de dood van mevrouw Reynders. 'Ik voelde me zo machteloos,' herhaalt ze steeds. 'Ik stond erbij en ik kon niets voor haar doen.'
Mevrouw Reynders wist pas een paar dagen dat ze longkanker met uitzaaiingen in de lever en hersenen had. Ze was heel erg ziek. De dag voor ze overleed kreeg ze steeds erger wordende longbloedingen. Op een gegeven moment begon ze vreselijk te hoesten en te rochelen. In de nacht heeft Marthe de dienstdoende arts Liem gebeld en gezegd dat de patiënte benauwd was en of ze daar misschien iets voor mocht hebben. Na een paar keer bellen mocht ze een beetje morfine geven, maar dat hielp nauwelijks. 'Mevrouw Reynders was stikkensbenauwd.' De dokter is niet gekomen en de patiënte is vechtend voor haar leven overleden. Het is de eerste keer dat Marthe zoiets meemaakt. Ze heeft nooit eerder iemand zo zien sterven. 'Het was heel aangrijpend,' zegt ze, 'mevrouw Reynders was tot het einde toe bij bewustzijn en voelde dat ze doodging.'
Verpleegkundige Theo vraagt wat volgens Marthe had moeten gebeuren. 'Er had een hoge dosis morfine moeten worden gegeven,' zegt ze, 'dan was de patiënte niet op zo'n afschuwelijke manier doodgegaan.' Ze heeft er de dienstdoende arts later op aangesproken. Hij zei dat de patiënte behandeld wilde worden en geen morfine wilde. Eigenlijk wilde Marthe de eerste keer dat ze de arts belde al dat hij kwam. Toen Marthe de derde keer belde vroeg ze of de arts wilde komen. Ze zei niet dat hij móest komen. Daar heeft ze nu spijt van. De volgende keer zal ze zeggen dat de arts móet komen. 'Ik dacht dat hij wel aanvoelde dat hij moest komen. Bij de tweede keer bellen dacht ik dat hij wel begreep dat ik niet voor niets weer belde.' Maar de arts vond het geen zin hebben om te komen. Hij kon niets meer voor de patiënte doen dan de verpleging deed.
'Hij kon natuurlijk wel iets doen,' vindt de psycholoog. 'Jij had steun nodig. Hij had voor jou kunnen komen.' De psycholoog vindt het 'maar raar': 'Een arts laat zijn patiënte toch niet op zo'n manier doodgaan? Het lijkt wel of hij alleen met de medische kant van de zaak bezig is: "Ik kan medisch niets meer doen, dus ik kan helemaal überhaupt niets meer doen." Als mens denk je als de verpleging 's nachts belt om te zeggen dat er een patiënte ligt dood te gaan: Ik ga er direct heen! In zo'n situatie gaat het toch niet alleen om het medische? Het lijkt wel alsof er twee soorten mensen zijn: artsen en verpleegkundigen,' merkt de psycholoog op. 'De arts draagt de verantwoordelijkheid, maar in de praktijk zit – zeker 's nachts – de verpleegkundige met de problemen.'

Als Marthe had gevraagd of hij wilde komen had hij het wel gedaan, denkt verpleegkundige Annick. Maar hij was niet gekomen voor de patiënt. Ze heeft hem er later nog over gesproken. Mevrouw Reynders heeft toch een longbloeding gekregen die nacht, zei ze. De arts vond 'het een vervelende situatie voor de nachtzuster'. Hij zei: 'Ik was bijna voor haar naar het ziekenhuis gekomen!' 'Het is aan jou hoe je het brengt,' zegt Annick.

Bewerkte passage uit: Naast de Stervende Patiënt, p. 78-89.

Crisis in de nacht

Wat heb je in dit soort nachtelijke situaties nodig van elkaar als arts en verpleegkundige?

In hoeverre mogen gevoel en intuïtie daar volgens jou een rol bij spelen? Oftewel: Laat je wel eens 'op gevoel' de arts komen? Kom je wel eens naar het ziekenhuis omdat de verpleegkundige een slecht 'gevoel' heeft? Wanneer wel, wanneer niet? Hoe wil je als arts wel en niet gebeld worden in de nacht en hoe maak je dat duidelijk?

Herken je situaties waarin je de arts niet kunt overtuigen dat er iets moet gebeuren? Wat was de situatie en hoe heb je dit naar de arts gecommuniceerd? Lees bijlage 2 *Positie kiezen*. Alle deelnemers doen voor hoe ze in zo'n situatie de arts bellen (of de telefoon aannemen als arts) en welke woorden ze daarbij gebruiken. Wat is in dit geval 'boven', 'onder' en 'gelijkwaardig' communiceren?

Tip voor begeleiders

Dit werkt het beste als je het multidisciplinair doet, maar het kan ook heel goed met alleen bepaalde functies. Benadruk dat je met de manier waarop je communiceert ook een bepaald gedrag aan de andere kant van de telefoon oproept.

De laatste uren

Eileen Wolters zat ook in de nachtdienst, maar mevrouw Reynders was de patiënte van Marthe. Eileen kende Marthe nauwelijks. Omdat Marthe al wat ouder was, vergat ze dat Marthe nog maar net gediplomeerd was en weinig ervaring had met stervende patiënten.

Mevrouw Reynders is tussen een uur en half vijf 's nachts strijdend overleden en heeft dat bewust meegemaakt. Als ze morfine had gekregen had ze haar dood niet zo bewust meegemaakt. Dan was ze minder angstig geweest. Op het laatst heeft Eileen de hand van mevrouw Reynders nog gepakt en gezegd dat het haar ontzettend speet. Dat ze er vreselijk van baalde. Eileen vindt het vreselijk hoe mevrouw Reynders is overleden. 'Dat overkomt mij ook niet weer. Het kan me niet schelen met wie ik werk. De volgende keer bel ik zelf de arts en zeg dat dit zo niet kan.'

Wat is Eileen van die nacht het meest bijgebleven? Ze denkt na. 'Marthe heeft zichzelf veel verwijten gemaakt. Ik heb mezelf verwijten gemaakt, omdat ik niet heb ingegrepen. Dokter Liem zat er ook mee in zijn maag. Kijk, als hij zegt dat er toch niets aan te doen was, dan ben ik het niet met hem eens. Hij had kunnen komen kijken hoe de situatie was. Dan had hij ook kunnen zien dat die vrouw niet alleen kortademig was en een beetje bloed opgaf, maar dat het een onhoudbare situatie was. Dat het vreselijk voor ons was om erbij te staan. Al had ze maar Valium gekregen...' Eileens stem klinkt opgewonden. 'Nee,' onderbreekt ze zichzelf dan. 'Het is iets anders. Is het je opgevallen wie erbij zijn als patiënten overlijden in een ziekenhuis? Het zijn bijna altijd verpleegkundigen die erbij zijn als patiënten sterven. Hoe vaak maken artsen dat mee? Bijna nooit.'

Bewerkte passage uit: Naast de Stervende Patiënt, p. 78-89.

Beleving – invloed en betrokkenheid
Welke stervenssituaties zijn je het meest bijgebleven, en wat maakte dat ze zo'n impact op je hadden?
Wat was je invloed/betrokkenheid? Zie bijlage 1.
Wat levert het je op om vanuit invloed/betrokkenheid naar de situatie te kijken?
Wat had je nodig (gehad) van je collega's of van anderen om deze situatie beter te kunnen verwerken?

Tip voor begeleiders

Vaak gaat het hier om situaties waarbij de betrokkenheid groot en de invloed klein was. Als mensen alle invloed gepakt hebben die ze op dat moment hadden, complimenteer ze hier dan mee. Als ze dat niet hebben gedaan, vraag ze dan wat ze nodig hadden gehad om die invloed te pakken en of ze het nu wel zouden doen.

Zorg voor terminale patiënten

In tegenstelling tot artsen die stervende patiënten enigszins kunnen vermijden, is dat voor de verpleging-als-groep onmogelijk, al is er onder de verpleging sprake van individuele variatie. Zo viel bij het bestuderen van het onderzoeksmateriaal op dat er verpleegkundigen waren die heel vaak, en verpleegkundigen die zo goed als nooit, zorgdroegen voor terminale patiënten. Op de afdeling liggen de terminale patiënten vaak op de eenpersoonskamers. De indeling van de kamers ligt niet vast. Verpleegkundigen mogen hun naam bij de kamers van voorkeur invullen en de kamers waar geen namen bij staan verdeelt de leidinggevende. Sommige verpleegkundigen hebben moeite zorg te dragen voor terminale patiënten en proberen dat te vermijden. Ze proberen de indeling van de kamers zo te sturen dat ze niet op die kamers hoeven te werken. Men weet dat van elkaar en houdt er, stilzwijgend, rekening mee.

Bewerkte passage uit: Naast de Stervende Patiënt, p. 78-89.

Betrokkenheid bij terminale patiënten
Hoe vind je het om met terminale patiënten te werken?
Wat kost het je (aan bijv. emoties, energie, betrokkenheid)?
Wat levert het je op?

Tip voor begeleiders

Kijk hierbij ook naar invloed en betrokkenheid (bijlage 1). Mensen die afbranden op terminale patiënten hebben vaak de lat heel hoog liggen wat betreft hun eigen bijdrage.

Eigen normen en waarden ten aanzien van levenseindekwesties

Wat zou jij zelf bij je eigen sterfbed het belangrijkste vinden? Wat zou je absoluut niet willen?

Wat zou je bij het sterfbed van een naaste belangrijk vinden (of wat heb je belangrijk gevonden)? Wat zou je absoluut niet willen?

In hoeverre beïnvloedt die persoonlijke voorkeur de verwachtingen die je hebt omtrent de voorkeuren van patiënten en de manier waarop je met terminale mensen omgaat?

Tip voor begeleiders

Zonder dat we ons daar van bewust zijn, heeft de manier waarop we met terminale mensen omgaan veel te maken met onze eigen waarden en normen, angsten en voorkeuren. Deze discussie is erop gericht om die inzichtelijk te maken, vooral voor de deelnemers zelf. Dat jij bijvoorbeeld een voorkeur zou geven aan 'volstrekte eerlijkheid en openheid', betekent niet dat anderen dat ook doen.

18 Het signaleren van de euthanasievraag

Het 'andere' contact tussen verpleging en patiënt, mevrouw Kassies

Als mevrouw Kassies op de afdeling komt, is ze aan het eind van haar Latijn. Ze heeft last van steeds erger wordende aanvallen van benauwdheid. Ze is 74 jaar, lijdt al jaren pijn en heeft nauwelijks kracht om verder te vechten. Waarschijnlijk heeft mevrouw Kassies longkanker met uitzaaiingen in bot en lever. Onderzoek moet dat uitwijzen en dan wordt therapie bepaald. Maar mevrouw Kassies wil geen onderzoek vertelt ze aan de verpleegkundigen. Verpleegkundige Hester Van der Berg herinnert het zich nog goed. 'Toen mevrouw Kassies hoorde kanker te hebben weigerde ze therapie. Ze wilde "geen sores meer" en was daar heel duidelijk over ten opzichte van verschillende verpleegkundigen. Mevrouw Kassies zei dat ze bang was. Ze wilde geen onderzoeken meer en geen behandeling waarmee haar leven alleen werd gerekt. Nog langer vechten kon ze niet opbrengen. "Waarom zou ik? Ik word toch niet meer beter. Vindt u het erg, zuster, dat ik het niet wil?" zei ze.'

Als de zaalarts Sissing langskomt, stelt deze voor een leverbiopsie en behandeling met chemotherapie. Verpleegkundigen Nanet en Hester zaten bij het gesprek. 'Dat was echt zo'n dynamisch gesprek. Zo van: "Nou mevrouw Kassies, we hebben nog dit en we kunnen nog dat. Er is een héle grote kans dat uw lijden en benauwdheid minder worden als u chemotherapie neemt." Terwijl je aan de andere kant heel goed weet wat chemotherapie doet, maar dat wordt er niet bij gezegd.' Hester vond het zielig voor mevrouw Kassies. Ze wilde geen behandeling meer en werd in tweestrijd gebracht. Niet alleen door de zaalarts, ook haar familie wilde dat ze de kans zou grijpen. Uiteindelijk stemde ze in met de leverbiopsie en behandeling met chemotherapie.

Toch komt mevrouw Kassies daarop terug. Na lang wikken en wegen vertelt ze de zaalarts dat ze geen verder onderzoek wil en geen behandeling. Dokter Sissing begrijpt haar en ziet af van verdere onderzoeken. Zij belooft mevrouw Kassies dat zij pijnbestrijding zal krijgen als dit nodig mocht zijn (ook bij benauwdheid) en dat met z'n allen geprobeerd wordt haar een zo goed mogelijke tijd te geven.

Euthansiewens

Volgens de verpleging heeft mevrouw Kassies echter ook een euthanasiewens. 'De discussie over de euthanasievraag was al gaande', vertelt verpleegkundge Ines Lopez.

'Als de dokter straks komt,' zei Ines tegen mevrouw Kassies, 'vertelt u dan wat u mij heeft gezegd. U mag echt alles zeggen.' Even later komt de zaalarts visite lopen. Als mevrouw Kassies eindelijk durft te zeggen dat ze niet meer verder wil leven, zegt Sissing tot een paar keer toe: 'Het einde hebben we niet in de hand, mevrouw.'

Ines heeft een onbevredigend gevoel over het gesprek en ze is naar de arts toe gegaan. Ze had het gevoel dat er niet 'over welke vorm van euthanasie dan ook' te praten viel. Nou, zo had Sissing het niet bedoeld. De arts vond het te vroeg voor euthanasie en verder twijfelde ze over de echtheid van het verzoek. Ze had de indruk dat mevrouw Kassies zichzelf als 'afgedaan' en 'versleten' ervoer. Zo van: 'Ik ben af, dus gooi mij maar weg.'

Euthanasie is iets wat heel zorgvuldig moet worden voorbereid. 'Dat kan je patiënten ook zeggen,' vindt Ines. 'Maar het is iets anders dan zeggen dat "we het einde niet in de hand hebben". Dat is een hele rare uitspraak, want de dood hebben we wel in de hand. En daar vroeg mevrouw om.'

Bewerkte passage uit: Naast de Stervende Patiënt, p. 90-100.

Patiënten zeggen iets anders tegen arts dan verpleging
Herken je dit?
Wat vind je daarvan als verpleegkundige?
Wat vind je daarvan als arts?
Wat doe je als de patiënt tegen jou als verpleegkundige iets anders zegt dan tegen de arts (en vice versa)?
Hoe praat je hier samen over?
Wat is het verschil tussen euthanasie voorstellen aan een arts en aan een verpleegkundige? Wat zijn de consequenties?

Tip voor begeleiders

Dit leent zich vooral goed voor multidisciplinaire bespreking, maar dat hoeft niet. Geef voldoende ruimte aan iedereen om zijn eigen inzichten hierover te geven. Belangrijk hierbij is dat je niet in oplossingen schiet of in 'welles-nietes'. Het gaat erom dat je helder krijgt hoe het systeem werkt.

Eerste reactie op euthanasievraag
Wat is je eerste reactie op een euthanasievraag?
Onder welke omstandigheden weet jij meteen dat jij het zelf 'te vroeg' vindt?
Heb je daar voorbeelden van?
Wat zijn je 'vaste teksten' als iemand om euthanasie vraagt?
Bevraag elkaar eens op vaste uitspraken. Wat bedoelen we daar eigenlijk mee?

Tip voor begeleiders

Laat mensen naar elkaar terugkoppelen hoe deze eerste reacties op hun over zouden komen als ze de patiënt waren.

Benoemen

Verpleegkundige Job Theunis en mevrouw Kassies zitten midden in de nacht stil bij elkaar. Na een tijdje zegt mevrouw Kassies: 'Ik weet het wel, we hebben het nu over euthanasie.' 'Ja,' zegt Job, 'dat begrijp ik ook wel. Maar als dat echt is wat u wilt, als u euthanasie wilt, dan moet u dat met de dokter bespreken.'
'Dat kun je wel zeggen,' zegt mevrouw Kassies, 'maar euthanasie is strafbaar en daarom durf ik het niet aan de zaalarts te vragen. Ik wil niet dat ze door mij in een moeilijke positie terechtkomt.'
Bewerkte passage uit: Naast de Stervende Patiënt, p. 90-100.

Snijden we het onderwerp zelf aan?
Wat zou een reden zijn om zelf over euthanasie te beginnen met een patiënt en hoe zou je dat doen?
Neem je het woord euthanasie wel eens in de mond als mensen met vage aanduidingen komen?

Tip voor begeleiders

Het gaat hier om het signaleren van een wens en er woorden aan geven, niet om iemand euthanasie 'aanpraten'.

Signaleren

'Begrijp me goed', zegt Hester van den Berg, 'ik houd niet van patiënten die zeggen: "Geef me maar een spuitje, dan ben ik tenminste weg". Maar als iemand oprecht zegt niet meer te willen leven – en zoiets voel je gewoon – moet je die niet proberen over te halen. Als mensen smeken om therapie is het wat anders,' zegt de verpleegkundige. 'Wat is er mooier dan zo iemand een behandeling aan te bieden waarmee het leven een jaar kan worden gerekt? Maar bij mevrouw Kassies was dat het tegenovergestelde.'
Het allerbelangrijkste vindt Hester dat er naar patiënten wordt geluisterd. Mevrouw Kassies durfde niet tegen de arts te zeggen dat ze echt niet meer wilde leven. Sterker nog, ze wilde de arts tegemoet komen. En dat had dokter Sissing moeten zien volgens de verpleegkundige. Het gebeurt vaker dat patiënten verpleegkundigen dingen toevertrouwen die ze niet tegen artsen durven te zeggen, maar die artsen wel moeten weten.
Hester heeft dat later tegen Sissing gezegd. De arts zei dat niet uit het oog moest worden verloren dat er nog allerlei behandelingsmogelijkheden waren. Zeker als mevrouw Kassies een kleincellig longcarcinoom zou hebben.
Bewerkte passage uit: Naast de Stervende Patiënt, p. 90-100.

Is de euthanasievraag echt?

Op welke manier probeer jij erachter te komen wat iemand echt wil? Doe het eens voor.

Geef eens een voorbeeld van wat voor jou een 'echt signaal' was en hoe jullie daarmee zijn omgegaan.

Geef eens een voorbeeld van wat voor jou 'niet een echt signaal' was en hoe jullie daarmee zijn omgegaan.

Wat zijn jullie individuele kwaliteiten en valkuilen bij het signaleren van euthanasie?

Wat vond jij een 'echte' euthanasievraag en wat niet?

Tip voor begeleiders

Belangrijk in de signalering is het stellen van open vragen. Let eens op de vragen die mensen stellen, zijn die open, gesloten of suggestief?

In kaart brengen van signalen

Kies een situatie waarvan een of meerdere deelnemers het gevoel hadden dat de patiënt signalen afgaf, en de reactie (te) laat is gekomen.

Breng de signalen in beeld op een chronologische wijze (bijv. met blaadjes papier op de grond, of post-its op een bord). Wat was het signaal, aan wie werd het afgegeven.

Wisten we van al deze signalen?

Hebben we te vroeg, te laat of op tijd gereageerd?

Wat zegt ons dit?

Tip voor begeleiders

Laat de groep zijn eigen conclusies trekken. Als de conclusie is dat het niet goed is gedaan, kijk dan of het mogelijk was geweest om het anders te doen, en of die andere manier haalbaar is.

19 Verpleegkundigen tussen patiënt en arts

De invloed van de verpleging op behandelingsbeslissingen, meneer Damkat

Meneer Damkat, 45 jaar, heeft een kleincellig longcarcinoom met uitzaaiingen in de hersenen. Hij is er slecht aan toe. Op vrijdag en in het weekend ligt meneer Damkat met open ogen in bed. Hij blijft onrustig aan alles om zich heen plukken. Hij mag van de dienstdoende arts 'zo nodig 10 milligram Valium bij onrust'. Op zondag krijgt hij koorts. Omdat een abstinerend beleid is afgesproken, wordt geen wijziging in de therapie aangebracht. Lotte Kremer zit die dagen in de wacht. Ze vindt de situatie van Damkat mensonterend. 'Hoe die man in de war is en niets meer meekrijgt. Dat zijn situaties waarvan ik me kan voorstellen dat mensen die willen voorkomen en voor die tijd uit het leven willen stappen.' Als Lotte arts was zou ze in zo'n situatie aan euthanasie willen meewerken. 'Zijn situatie is uitzichtloos. Ook voor de familie is het vreselijk om te zien. Wat heeft zo'n patiënt er nog aan?'
 Bewerkte passage uit: Naast de Stervende Patiënt, p. 102-115.

Meningsverschillen tussen functiegroepen: wel of niet euthanasie

Hoe ga je als arts om met verpleegkundigen die vinden dat het tijd is voor euthanasie terwijl jij het nog niet vindt?

Hoe ga je als verpleegkundige om met artsen die nog geen euthanasie willen terwijl jij het aan de orde vindt?

Tip voor begeleiders

Ga op zoek naar de onderliggende motivatie en benadruk de gezamenlijke belangen.

Invloed

Verpleegkundige Hester vertelt hoe het met Damkat is gegaan die middag. Ze is na de overdracht direct bij hem gaan kijken. Toen had ze de indruk dat hij pijn had. Hij lag ongemakkelijk in bed en toen Hester hem probeerde te draaien zei hij verschillende keren: 'Au, pijn in mijn kop.' Verder trok hij allerlei vreemde grimassen. Ze vindt dat bij een patiënt in deze conditie intraveneuze toediening van morfine moet worden overwogen.

'Ik heb dat kunnen regelen, maar ik heb er voor moeten soebatten hoor. Absurd eigenlijk. Want wat is de situatie? Een patiënt die aan het eind van zijn leven is, pijn heeft en die thuis al grote hoeveelheden morfine gebruikte. Zo iemand moet je niet onnodig kwellen.' Ze is naar de artsenkamer gegaan om de zaalarts te spreken. Zaalarts Vink was net met dokter Liem, de dienstdoende arts, de patiënten aan het doorspreken. Hester zei dat ze de indruk had dat Damkat pijn had en of hij daar iets voor mocht hebben. Van Liem mocht ze een zetpil MS-contin geven. Desnoods een paar per dag. Dat vond ze niet zo'n goed idee. Ze zei: 'Waarom wil je die man zetpillen geven? Hij heeft toch een infuus? We kunnen toch veel beter intraveneus morfine geven?' 'Nou, daar ben ik voorzichtig mee. Ik heb in de tropen gewerkt en daar gebruikte ik die zetpillen.' Hester bootst het Indische accent van dokter Liem perfect na. 'Ik zei: Een zetpil geven? Dan moet je een patiënt met pijn een paar maal per dag op zijn zij draaien. Broek naar beneden trekken. Dat lukt dan natuurlijk niet, omdat hij zweet en niet meewerkt. Een heel gedoe. Hij heeft toch een infuus? zei ik. We zijn hier op de afdeling gewend dat als iemand zo slecht is, hij een infuus met morfine mag hebben. Daar ging Liem mee akkoord.'

Hester moest wel moeite doen om de artsen te overtuigen, maar er werd naar haar geluisterd en het is goed gekomen. Op die momenten is ze blij dat ze werkt.

'Als ik er niet was geweest dan had Damkat vanavond niets gekregen. Absoluut niet, dat weet ik heel zeker,' zegt Hester. 'Later kwam Vink bij me. Ja, die is nog maar pas afgestudeerd. Volgens mij is dit haar eerste afdeling. Onervaren zaalartsen moeten we veel meer in de gaten houden en zo nodig bijspringen. Liem had niet gezegd hoeveel morfine ze in het infuus moest stoppen. 'Zal ik 100 milligram voorschrijven?' vroeg ze aan mij. Nou, dat is wel wat veel om mee te beginnen, zei ik, doe eerst maar 60 milligram.'

Bewerkte passage uit: Naast de Stervende Patiënt, p. 102-115.

Hoeveel invloed heb je als verpleegkundige?
'Verpleegkundigen voelen zich vaak machteloos en in de formele hiërarchie van het ziekenhuis zijn zij ook ondergeschikt aan artsen. Het betekent echter niet dat de verpleging in de praktijk ook werkelijk machteloos is. In de praktijk kan de verpleging grote invloed uitoefenen. Haar kracht is, paradoxaal genoeg, juist haar positie.' (Uit: *Naast de Stervende Patiënt*, p. 111.)

Noem eens een situatie waarin je invloed hebt gehad op het morfinebeleid. Wat heb je gedaan?
Waar lag je invloed, waar niet? Zie ook bijlage 1.
Welke woorden gebruik je om morfinebeleid voor te stellen als verpleegkundige?
Welke invloed geef je als arts aan de verpleegkundige bij het morfinebeleid en andere levenseindekwesties?

Tip voor begeleiders

Focus op invloed die je wel hebt en op proactief gedrag. Laat mensen ook wat voordoen.

20 De dwingende euthanasievraag

De dwingende euthanasievraag, meneer De Boer

Wim de Boer heeft longkanker. Nadat hij de diagnose hoorde nam hij 'een euthanasiepas', vertelt zijn zuster Maaike Voogt-De Boer. De Boer wisselde zelfs van huisarts. Naar een die openstond voor euthanasie. Toen dacht hij alle voorbereidingen te hebben getroffen die voor euthanasie nodig waren. In het ziekenhuis zit De Boer roerloos op zijn stoel. 'Ik wacht al zo lang, dokter. Ik heb al maanden deze onverdraagzame pijn. Ik houd het niet meer uit.' Hij haalt diep adem. 'Als u mij niet kunt helpen, heb ik altijd dit nog.' Hij steekt zijn hand in zijn jasje en haalt uit een binnenzak een plastic hoesje te voorschijn.

De longarts leunt naar voren: 'Wat is dat?' De Boer houdt het document recht voor het gezicht van de longarts. Er staat in grote rode letters: Euthanasiepas. De arts schrikt: 'Daar zijn we nog lang niet aan toe.' Hij pakt de telefoon. 'Met Marcel Heller, longoncologie. Ik heb een patiënt tegenover me zitten die zegt het niet uit te houden van de pijn. Kunnen jullie vanmiddag nog naar hem kijken?'

'…'

'Ik weet dat het vrijdagmiddag is. Maar de situatie is zo ernstig dat de patiënt zijn euthanasiepas op tafel legt om zijn woorden kracht bij te zetten.'

'…'

'Fantastisch. Bedankt,' de arts legt de hoorn op de telefoon. De Boer kan direct naar het pijnteam.

In de wachtkamer blijkt De Boer gezegd te hebben dat je in het HGK snel wordt geholpen als je je euthanasieverklaring laat zien. 'Pure chantage,' concludeert Heller. Hij vindt dit geen manier en heeft De Boer erop aangesproken.

De Boer praat voortdurend over zijn euthanasieverklaring, zegt verpleegkundige Boukje Nauta. De manier waarop hij dat doet vindt ze vervelend. Hij zegt dat hij 'dat papiertje' heeft en dat dus nu de dokter moet komen met een spuitje. Hij belde eens om een uur of half vier 's middags en zei het een schandaal te vinden dat ze hem zo in de narigheid lieten wachten. Die ochtend had hij om half twaalf al om 'een spuitje' gevraagd en die had hij nog steeds niet gekregen!

Bewerkte passage uit: Naast de Stervende Patiënt, p. 118-134.

Hoe moeten mensen met jou omgaan en hoe niet?
Hoe wil je dat mensen om euthanasie vragen en hoe vertel je ze dat?
Wanneer ben je als zorgverlener 'toe' aan euthanasie?

Wat verwacht je van elkaar en hoe maak je dat duidelijk?
Bij wie van jullie is de patiënt aan het goede adres met een euthanasievraag? En bij wie niet? Weet je dat van elkaar?

Tip voor begeleiders

Laat mensen datgene wat ze van de patiënt en familie vragen zo concreet mogelijk maken. Dus als iemand bijvoorbeeld zegt: 'Ik verwacht dat de patiënt ook begrip voor mij als arts heeft', vraag dan eens door op 'wat is dat dan, begrip, en hoe ziet het eruit, waaraan zie je dat iemand begrip heeft, welk gedrag vertoont hij dan'.

Zus Maaike Voogt in gesprek met de zaalarts

Voogt wordt boos: 'Verdorie,' zegt ze, 'hij heeft een euthanasiepas! Mijn broer wil dood. Hij kan zijn zegje niet meer doen en daarom zeg ik het voor hem. Dat heeft hij mij gevraagd.' Hartman kijkt haar aan alsof ze van een andere planeet komt. Ze wordt er zenuwachtig van. De arts vindt dat haar broer nog niet aan euthanasie toe is. Voogt wordt razend: 'Welk recht hebben jullie om te bepalen dat mijn broer wel of niet aan euthanasie toe is? Dat alles juridisch waterdicht moet zijn, begrijpt een kind. Dat u daar niet alleen over mag beslissen begrijpen we ook wel. Ik begrijp alles wel... maar doe iets!'
'Doe iets?' herhaalt Hartman.
'Denkt u dat het voor ons gemakkelijk is?' vraagt Voogt wanhopig.
'Daar zegt u een heel belangrijk iets,' zei Hartman. 'Voor u, hij is voor u een last.'
'Wat denk jij wel niet?' zegt ze. 'Denk je nou werkelijk dat ik van mijn broer af wil en mijn schoonzus van haar man? Natuurlijk niet. Wie denken jullie wel niet dat je bent? Jullie zien hem hier een paar dagen en dan beslissen jullie zeker even dat hij nog niet toe is aan euthanasie? Wij zitten hier al een jaar mee. De afgelopen vier maanden praat hij over niets anders dan de dood. Denk erom hij heeft mij iedere keer gezegd: 'Als er wat met mij gebeurt, dan moet jij ervoor vechten dat ik euthanasie krijg.' Die belofte kom ik na. Je zou wat meer vertrouwen moeten hebben in de persoon die voor de patiënt praat. Mijn broer is helemaal geen last voor ons. Hij is een last voor zichzelf. Hij heeft die euthanasiepas uit zelfbescherming aangevraagd, omdat hij niet wilde worden zoals hij nu is. Denk erom: het is wel mijn broer en haar man waar je over praat.'
Bewerkte passage uit: Naast de Stervende Patiënt, p. 118-134.

Eisende familie
Ken je een situatie waarin de familie op een agressieve manier om euthanasie vroeg?
Wat was het effect op jou?
Wat denk je, en wat denken je collega's, dat er onder de agressie lag?
Welke rol mag de familie nemen bij een euthanasie?
Hoe wil je dat de familie met jou communiceert? Hoe maak je ze dat duidelijk?

Tip voor begeleiders

Zoek bij 'effect op jou' door op het daadwerkelijke effect. Meestal krijg je eerst meningen en oordelen.

Grote visite

De artsenkamer zit propvol. Zaalarts Hartman begint: 'Dan komen we bij meneer De Boer, een man uit 1957. Sinds mei 2002 bekend met een adenocarcinoom en mediastinale metastasen waarvoor hij radiotherapie onderging. Hij kwam binnen met een insult. Er is sprake van langdurige pijnklachten waarvoor het pijnteam is geconsulteerd. Er zijn verschillende medicamenten voorgeschreven waarop steeds opnieuw klachten kwamen. Meneer De Boer weigert verdere behandeling en wil euthanasie. We hebben daar twijfels over. Hij is afgelopen maand van karakter veranderd. Bij perioden is hij verward en inconsistent. De familie kan hier moeilijk mee omgaan, wat goed invoelbaar is. Er is geen onderzoek gedaan omdat meneer De Boer dat niet wil.
De neuroloog adviseert geen Dexametason te geven, want dat kan levensverlengend werken. Ik heb de psychiater gevraagd of het euthanasieverzoek consistent is. Hij vindt de vraag goed doordacht en adviseert een passief medisch beleid. Dat doen we nu. De familie wenst een actiever beleid. De huisarts vindt euthanasie niet aan de orde. De patiënt heeft er in het verleden over gepraat, maar is er nooit op teruggekomen. Hij vindt het verzoek niet consistent.
Het pijnteam weigert de patiënt te behandelen. Hij is volgens hen lastig. Ze zetten vraagtekens bij het euthanasieverhaal.'
Supervisor Van Os vindt het in 'dit soort situaties' moeilijk over te gaan tot euthanasie. Daar moet je volgens hem uiterst terughoudend mee omgaan. De zaalarts is het daarmee eens, zegt hij opgelucht. Als hij de verhalen van het pijnteam hoort dan 'rammelt het aan alle kanten' en volgens hem wil de familie geen euthanasie, maar een passief beleid.
Maatschappelijk werker Wolfensperger denkt dat de familie niet direct euthanasie wil, maar wil weten of de mogelijkheid er in de toekomst is.
'De Boer heeft cerebrale schade,' zegt Van Os. 'De wisselende meningen kunnen daarmee samenhangen. Omdat de patiënt zich niet wil laten onderzoeken is onbekend of er hersenmetastasen zijn. Dan houdt het in het ziekenhuis op. Als De Boer niet naar huis kan, moet hij naar een verpleeghuis.'
'Ik lees tussen de regels door dat de polikliniek haar twijfels heeft,' ontdekt Nick Hartman. 'Er staat: "Meneer De Boer zwaait met zijn euthanasiepas".'
De gepensioneerde dokter Bunt, die de Grote Visites bijwoont vraagt: 'Wat zijn zijn lichamelijke klachten?'
'Hij heeft pijn in zijn nek en is verward,' antwoordt Hartman.
'Zijn longen raken voller,' vult verpleegkundige Hellen Borgman aan.
'Was die man vroeger ook al zo moeilijk?' gaat Bunt verder.
'Een collega van ons kent hem privé,' zegt Hellen. 'De Boer gebruikt homeopathische middelen en zij helpt hem daarbij. Zij zegt dat hij altijd goed

wist wat hij wilde. Gedurende het afgelopen jaar heeft hij regelmatig serieus over zijn euthanasievraag nagedacht en gesproken.'
'Daar komt bij dat hij familieleden heeft gezien met hersenmetastasen, die zijn doorgedraaid,' weet Hartman te vertellen. 'Hij heeft altijd gezegd dat hij dat absoluut niet wilde.'
'Dus toch een reële indruk,' concludeert Bunt rustig.
'Enerzijds wel ja,' geeft de zaalarts toe. 'Maar hoe zwaar moet je zo'n opmerking in de wachtkamer nemen?'
'Goed,' Van Os grijpt in. 'We moeten voorkomen dat iedereen hier met euthanasiebriefjes gaat lopen zwaaien. Medisch-technisch is er op dit moment geen indicatie voor euthanasie. Het is anders als de patiënt een dwarslaesie heeft en vergaat van de pijn. Als de huisarts er anders over denkt of het anders wil aanpakken, dan zijn de consequenties voor zijn rekening.'

 Bewerkte passage uit: Naast de Stervende Patiënt, p. 118-134.

Interpretaties

Welke interpretaties zijn hier gegeven en zijn er nog meer interpretaties mogelijk ten aanzien van de volgende vragen:
- wilde de patiënt echt euthanasie?
- was er sprake van ondraaglijk lijden?
- wat was het belang van de zuster van de patiënt?
- wat zegt je dat?

Wat is het effect geweest van de emoties bij patiënt en zuster op de emoties en het gedrag van de betrokken zorgprofessionals? Waaraan zie je dat?

Tip voor begeleiders

Ga op zoek naar de achterliggende emoties aan beide kanten in de casus en bekijk hoe die kunnen ontstaan en hoe ze vermeden kunnen worden. Probeer uit het oordeel te blijven.

Verschillende brillen

Het verhaal van meneer De Boer laat het verschil in perspectief van artsen en verpleging versus patiënt en familie zien. De diverse invalshoeken vormen de basis van verschillende verwachtingspatronen. In de wereld van de patiënt en naasten staat de zieke centraal, in tegenstelling tot de arts die zich richt op de ziekte.
Een ziekte als kanker met een eindige afloop heeft als voordeel dat patiënt en familie zich op het afscheid kunnen voorbereiden. Vaak is het ook een uitputtingsslag. Maaike Voogt was doodmoe van zorgen en verdriet. Dat maakte haar emotioneel. Het enige wat ze kon doen was haar belofte nakomen. In haar pogingen om voor haar broer op te komen werd ze door de zaalarts gefrustreerd. De combinatie van al deze elementen samen, maakte dat Maaike Voogt zich nauwelijks kon verplaatsen in haar tegenpartij. Alles wat zich voordeed en misliep kon ze alleen nog zien als onwil en fouten.

De situatie lag voor zaalarts Hartman, uiteraard, veel minder emotioneel. Maar ook hij beleefde de situatie op eigen wijze. Hij deed zijn best zijn drukke werkzaamheden zo goed mogelijk te vervullen. Hij probeerde de acute klachten van meneer De Boer te verklaren en hiervoor medische oplossingen te zoeken. Maar in zijn werk werd hij belemmerd. Zowel onderzoek als mogelijke behandelingen werden van de hand gewezen. Euthanasie leek het enige waar ze hem voor nodig hadden. De vanzelfsprekende wijze en eisende toon waarop Maaike Voogt hem, een vreemde arts, hierover benaderde deed hem denken aan een zeer onprettige ervaring uit het verleden. De situatie vond Nick Hartman vervelend en, als hij eerlijk was, de mensen ook.

Maaike Voogt en Nick Hartman hadden, met andere woorden, ieder hun eigen verwachtingen ten opzichte van elkaar. De verwachtingspatronen verschilden en beide partijen volhardden in hun eigen standpunten. En mede daardoor klikte het, zogezegd, niet tussen deze arts en dit familielid. De toon was gezet en het kon nauwelijks meer goed komen. Maatschappelijk werkster Wolfensperger vatte het kernachtig samen: 'Ik ken dat soort situaties. Het ene woord haalt het andere uit. Als mensen elkaar niet willen begrijpen, praten ze finaal langs elkaar heen. Totaal op andere golflengtes. Dat is hier ook gebeurd.'

Bewerkte passage uit: Naast de Stervende Patiënt, p. 118-134

Euthanasievraag vanuit eigen perspectief
Rollenspel

Neem ieder een rol van de betrokkenen en leef je in die rol in. Vertel vanuit je rol wat de reden is voor je gedrag.

Laat iedereen aan de persoon in de rol doorvragen op motivatie en beleving door middel van open vragen en samenvatten.

Waar zit het gezamenlijk belang bij deze euthanasievraag? Als je had gecommuniceerd vanuit dit gezamenlijk belang, hoe had je dan als zorgprofessional gecommuniceerd naar de patiënt? En naar de zuster van de patiënt?

Tip voor begeleiders

Zie erop toe dat mensen vanuit hun rol communiceren en niet vanuit hun oordeel over die rol. Bekijk wat het effect is van samenvatten op inhoud en emoties bij de 'rolhouder'.

Recht op euthanasie

Het grootste misverstand is het 'recht' dat meneer De Boer en zijn zus meenden, na alle regelingen in acht te hebben genomen, te hebben op euthanasie. Een recht dat zij in alle situaties dachten te kunnen uitoefenen. 'Ik heb getekend voor dat spuitje. Ik heb een euthanasieverklaring,' zei De Boer tegen Boukje Nauta.

'De euthanasievereniging kan de deuren wel sluiten en de verklaringen in de prullenbak gooien,' zei Maaike Voogt-De Boer na haar ervaringen in het ziekenhuis en uit die woorden spreekt haar verwachting. Het leek alsof ze dacht dat die verklaring een soort 'garantie' betekende voor de toepassing van euthanasie. Het door meneer De Boer veronderstelde 'recht' op euthanasie veronderstelt een 'plicht' van welke arts dan ook om hem daarbij te helpen. Daar zat de crux. Vanuit deze gedachtegang handelde de familie De Boer. En naast het feit dat een euthanasieprocedure op die manier niet verloopt, wekte deze ook irritatie. Meneer De Boer en zijn zus waren zich er wel van bewust dat euthanasie in overleg en samenspraak met artsen wordt voorbereid en plaatsvindt, maar gaven hier in de praktijk weinig ruimte voor.

Bewerkte passage uit: Naast de Stervende Patiënt, p. 118-134.

Rechten en plichten
Als iemand jou om euthanasie vraagt, voel je je dan verplicht om het uit te voeren of eraan mee te werken?
Wanneer heeft iemand volgens jou 'recht' op euthanasie? Maak dat eens concreet. Ieder voor zich, en dan vergelijken.
De arts heeft niet de plicht om de euthanasie uit te voeren, maar wel om er 'iets' mee te doen. Wat is dat 'iets'?
Welke plicht vind je dat een verpleegkundige heeft bij een euthanasievraag die bij hem of haar persoonlijk wordt neergelegd?

Tip voor begeleiders

Als deelnemers zeggen zich niet verplicht te voelen tot euthanasie, probeer dan met ze uit te zoeken welke plicht ze hebben ten aanzien van 'iets doen met de vraag'.

21 Niet-betrokken verpleegkundigen bij euthanasie

Na jaren praat de verpleging op de afdeling Longziekten nog steeds over meneer Van der Berg. Als zich een casus voordoet die maar een beetje neigt naar die van Van der Berg, raken de gemoederen verhit. Van der Berg werd via de polikliniek opgenomen. De opname-indicatie was euthanasie. Zijn arts was Bruno Felten.
Verpleegkundige Susan Kastelijn hoorde voor het eerst over de euthanasievraag tijdens een werkbespreking. Onmiddellijk ontstond er discussie. Verschillende collega's vonden dat de patiënt meer bedenktijd moest hebben. Anderen vonden dat ze zich daar niet mee mochten bemoeien.
Op zaterdag had Susan vroege dienst. Eén verpleegkundige stelde voor om de euthanasie dit weekend te doen. Die dag werkten er alleen voorstanders van euthanasie. Annick kwam later en kreeg van haar collega's te horen dat ze Van der Berg dit weekend zouden 'helpen'. Annick was boos dat drie jongere collega's de boel even regelden. Het werd een behoorlijk conflict. Uiteindelijk is de dienstdoende arts gebeld. De arts heeft met iedereen gepraat. Hij zei: 'Jongens, dit kan natuurlijk niet. Euthanasie is niet iets wat je zomaar even in het weekend doet. Dokter Felten en de patiënt hebben daar afspraken over gemaakt. Wij staan daar buiten.'
De verpleegkundigen botsten geweldig. Iedereen stond op springen en was van streek. 'Voor Van der Berg was het ook vreselijk,' zegt Annick. 'Hij kreeg een verpleegkundige aan zijn bed die hem met bijbelteksten veroordeelde. Een ander zei: "Je houdt toch van dit en dat? Je hebt toch leuke vriendinnen? Waarom wil je dan euthanasie?" Van der Berg heeft ook gemerkt dat verschillende collega's zijn wens wel respecteerden.'

De dag zelf
'Na het weekend is Van der Berg naar een eenpersoonskamer overgeplaatst,' vertelt Annick. Felten heeft met Van der Berg besloten dat de euthanasie dezelfde dag zou plaatsvinden. Omdat Annick hem in de zorg had stelde Felten haar op de hoogte. Annick zei: 'Het is aan jou wat je doet. Maar bescherm alsjeblieft de afdeling. Het is voor niemand zinnig om te weten dat dit gebeurt terwijl ze aan het werk zijn.'
'Het was een enorme beladen toestand geworden,' zegt ze, 'het gonsde op de afdeling'.
Toen Van der Berg uiteindelijk overleed, heeft Felten op de bel gedrukt. Het was zo gebeurd, zei hij. Pas later heeft Annick haar collega's verteld dat Van der Berg was overleden.
Hester vond het verschrikkelijk dat de euthanasie 'gewoon even tussen de bedrijven door' was gebeurd en de verpleging het niet wist. 'Een halfuur daarvoor zat hij nog rechtop in bed en dan... zo dood. Het spijt me, maar ik

moest denken aan een dierenarts die een hond een spuitje geeft.' Ze was er volledig door overvallen en heeft vreselijk gehuild.
'Vergis je niet,' zegt leidinggevende Nanet Jonker. 'Ik vond de situatie afschuwelijk. Die meneer zat 's morgens nog rechtop in zijn bed met zijn boterham en glas melk. Hij slikte nog braaf zijn pillen. Om half twaalf was hij dood. Vreselijk. Ik vind het afschuwelijk bij dit soort situaties betrokken te zijn. Ik heb grote moeite met euthanasie. Je hebt niet het recht om dat te doen. Het is net alsof het leven dan geen waarde meer heeft. Ik geloof dat alles op een gegeven moment veel beter wordt dan het ooit is geweest. Dat er dan een situatie ontstaat zonder ziekte en andere toestanden. Met die overtuiging ben ik opgevoed.'
'Het was een toestand toen ze vertelde dat Van der Berg dood was,' zegt Annick hoofdschuddend. Ze heeft uitgelegd waarom ze Felten vroeg niets te zeggen. Ze stond daar achter en kon alle kritiek daarom goed verdragen. 'Maar het is een onverwerkt iets op de afdeling,' zegt ze.

Bewerkte passage uit: Naast de Stervende Patiënt, p. 136-146.

Euthanasie op de afdeling, en hoe communiceer je met elkaar?
Hoe meld je als arts een euthanasie op een afdeling bij het personeel van die afdeling?
Wat heb je als arts nodig van de afdeling bij een euthanasie?
Wat heb je als verpleegkundige nodig van de arts wanneer er op jouw afdeling een euthanasie uitgevoerd gaat worden?
Wil je als verpleegkundige betrokken worden bij de keuze 'wel of niet euthanasie'? Op welke manier?
Hoe kun je als arts/verpleegkundige complementair zijn bij euthanasie? Wat heb je als arts en verpleegkundige van elkaar nodig?

Tip voor begeleiders

Dit leent zich vooral voor een multidisciplinaire aanpak. Blijf steeds checken of dat wat mensen aangeven 'nodig' te hebben ook haalbaar en zinvol is voor de ander.

Hoe goed ken je elkaars overtuigingen?
Neem eens een euthanasiesituatie op jullie afdeling waar sommigen het wel en sommigen het niet mee eens waren. Zet twee deelnemers tegenover elkaar die aan de uitersten van het spectrum staan. Laat ze elkaar vragen 'waarom was je voor/tegen'. Daarna mag de vragensteller alleen nog maar samenvatten, checken of de samenvatting klopt en doorvragen met open vragen.
Eventueel herhalen met de hele groep in duo's.
Wat levert dit je op?

Tip voor begeleiders

Let op dat er niet 'suggestief' wordt samengevat, bijvoorbeeld 'oh dus je vond het niet zo belangrijk wat de patiënt zelf wilde,' maar alleen met open vragen.

22 Niet ingewilligd euthanasieverzoek

Meneer Geubels en meneer Hardeberg zijn twee ongeneeslijk zieke patiënten die om euthanasie vroegen, maar bij de artsen geen gehoor vonden. Op de verpleegkundigen heeft dit veel indruk gemaakt.

Meneer Geubels had een plaveiselcelcarcinoom en metastasen in de longen. Hij kreeg een tracheostoma, een gat in zijn hals waardoor veel slijm naar buiten komt. Het zag er akelig en vies uit. De verpleging heeft moeite haar afkeer te verbergen. Geubels lijkt dit te voelen. Hij is eenzaam: zijn relatie met zijn kinderen en vriendin is heel slecht. Alhoewel hij in de laatste fase van zijn leven is aangeland, komen zijn naasten nauwelijks op bezoek. Voor Geubels heeft het leven weinig betekenis meer. Al bij opname, tijdens het anamnesegesprek, geeft hij te kennen niet meer te willen leven. Willemijn zal nooit de nacht vergeten dat Geubels voortdurend zei dood te willen. Hij drukte zeker twintig keer op de bel en smeekte steeds opnieuw: 'Maak me dood. Maak me toch alsjeblieft dood.' Het was voor de verpleging heel aangrijpend om te zien. Willemijn en haar collega zeiden dat zij dat niet konden doen. Meer dan het aan de dagdienst doorgeven konden ze niet.

Die dag is de Grote Visite. De dagdienst die Geubels in zorg heeft licht de artsen in over zijn doodswens. De artsen vinden dat er niet aan de voor euthanasie geldende voorwaarden is voldaan. Volgens hen is er geen sprake van ondraaglijk lijden.

Susan zat als leidinggevende bij de Grote Visite. Ze herinnert het zich nog goed. Toen haar collega vertelde dat Geubels voortdurend vroeg hem dood te maken zei een van de artsen: 'Deze patiënt kan zich niet goed meer uitdrukken. Hij weet niet meer wat hij zegt. In deze situatie is euthanasie uitgesloten. Stel je voor, straks klaagt die familie ons nog aan.'
'Zo is het afgeblazen.'

Op een gegeven moment weigerde Geubels medicatie. Dat was het enige waarover hij zelf nog kon beslissen. Hij at en dronk ook nauwelijks meer. En toen ging het zoals het met longkankerpatiënten in een vergevorderd stadium gaat. Op een gegeven moment kon hij zijn sputum nauwelijks meer kwijt en werd hij steeds suffer. Dat Geubels eenzaam was en zich in de steek gelaten voelde hielp niet. Het werkte volgens Ine Kamps zelfs averechts. 'Als je eenzaam bent wordt je als "depressief" bestempeld en krijg je geen euthanasie. Je kan het beste worden omringd door een liefhebbende familie die het verzoek volledig steunt, anders krijg je het niet voor elkaar.' Het is volgens Ine noodzakelijk dat de patiënt zich verbaal goed kan uitdrukken en de dingen vooral niet te simpel benadert. 'En wie kunnen dat? Dat zijn meestal de beter opgeleiden.'

Meneer Geubels vroeg heel duidelijk om euthanasie, maar hij werd door de

artsen daarvoor te goed gevonden. Hij kreeg pijn en kreeg een morfine-infuus, waarna het ietsje beter ging. De pijn nam af. De artsen besloten het infuus te verwijderen, wat ongebruikelijk is. 'Het heeft veel commotie onder de verpleging veroorzaakt,' zegt verpleegkundige Raoul van Schaik, 'omdat Geubels heel duidelijk zei dood te willen.'
Korte tijd later kreeg hij 'uiteraard' weer klachten. Toen is opnieuw een morfine-infuus aangehangen. Geubels ging sterk achteruit. Hij was benauwd en door de morfine kwam hij in een soort roes terecht. Vanaf dat moment kon hij niet meer verwoorden wat hij wilde en ook niet meer om euthanasie vragen. De verpleging herinnerde de artsen daaraan. Zij vonden dat daar geen sprake van kon zijn, want Geubels kon er niet meer om vragen. Raoul: 'Het komt erop neer dat een patiënt eerst te goed is voor euthanasie en er daarna te slecht voor is.'

Bewerkte passage uit: Naast de Stervende Patiënt, p. 148-159.

Te eenzaam voor euthanasie

Een verpleegkundige zegt: 'Als je eenzaam bent word je als 'depressief' bestempeld en krijg je geen euthanasie. Je kunt het beste worden omringd door een liefhebbende familie die het verzoek volledig steunt, anders krijg je het niet voor elkaar.'
Is dit herkenbaar?
Heb je er eigen voorbeelden van?
Wat denk je dat de reden ervoor is?
Vind jij euthanasie bij een eenzaam persoon moeilijker? Zo ja, wat maakt dat het moeilijker is?

Tip voor begeleiders

Vraag vooral door op eigen beleving bij dit soort patiënten.

Eerst te goed en dan te slecht voor euthanasie

Een verpleegkundige zegt: 'Het komt erop neer dat een patiënt eerst te goed is voor euthanasie en er daarna te slecht voor is.'
Is dit herkenbaar?
Heb je er eigen voorbeelden van?
Wat denk je dat de reden ervoor is?
Wat vind je ervan?
Hoe zou je dit kunnen ondervangen?

Tip voor begeleiders

Werk zoveel mogelijk met concrete voorbeelden. Eventueel kun je hier ook nog 'in kaart brengen van signalen' op los laten (zie hoofdstuk 18).

Meneer Hardeberg

Een ander voorbeeld wiens euthanasieverzoek niet werd ingewilligd is meneer Hardeberg. Meneer Hardeberg was net als Geubels eenzaam. Hij had alleen nog wat kennissen die zich om hem bekommerden.

Hardeberg stemde in met chemotherapie, maar met als voorwaarde dat als het niet langer ging, hij graag een spuitje wilde. Hij besprak dat met dokter Heyne. 'Hardeberg zei het simpel,' zegt Ine, 'een spuitje willen'. Vaak werkt dat niet. De patiënt moet het vragen en uitleggen waarom hij dat wil. En daar moet de arts op reageren. Er moet een gesprek volgen, waarop regelmatig wordt teruggekomen.'

Na een tijdje bleek de kanker progressief en was er niets meer aan te doen. Toen zei Hardeberg: 'Nu wil ik, zoals we hebben afgesproken, graag euthanasie.' Heyne werkte echter niet meer op de afdeling en Hardeberg kreeg te maken met een andere zaalarts. Die wimpelde het verzoek onmiddellijk af. Ze zei: 'Meneer wil euthanasie omdat hij eenzaam is. Daar beginnen we niet aan.'

De zaalarts vroeg een psychiater in consult. Deze vond het euthanasieverzoek van Hardeberg consistent. De psychiater zou later opnieuw met de patiënt praten, maar de zaalarts heeft hem niet opnieuw geconsulteerd. Uiteindelijk werd Hardeberg steeds zieker en beroerder. Hij wilde dood. Verschillende verpleegkundigen hebben geprobeerd de artsen te overtuigen. Ook Ine, zij was immers bij dat eerdere gesprek geweest waarin Hardeberg met Heyne over euthanasie had gesproken. Maar het hielp allemaal niets.

Er was een Grote Visite waar Ine bij aanwezig was. De zaalarts zei opeens: 'Ik heb allemaal nieuwe uitslagen voor me liggen. Hardeberg heeft een enorm verhoogd ureum. Nou, ik kan me heel goed voorstellen dat hij graag dood wil, met zo'n hoog ureum...'

Ine kijkt met een hopeloze blik: 'Van zo'n uitlating kan ik zo kwaad worden. Het moet eerst medisch worden aangetoond en dan is het pas legitiem voor een patiënt om zich beroerd te voelen.'

Hardeberg is kort daarop naar een kleinere kamer verhuisd. Het was te laat voor euthanasie, vertelt Ine. Hij sufte voortdurend weg en een paar dagen later is hij overleden.

Bewerkte passage uit: Naast de Stervende Patiënt, p. 148-159.

Hoe vragen mensen om euthanasie?

Op welke manieren heb jij mensen om euthanasie horen vragen (zie je bijv. verschillen tussen scholingsniveau of afkomst?) Individueel opschrijven en dan op flap verzamelen.

Welke manier zou jij serieus hebben genomen en welke niet? Hoe zien je collega's dat?

Wat is voor jou een consistente vraag?

Tip voor begeleiders

Vraag steeds of iemand anders een andere (mogelijke) interpretatie heeft van de vraag, om inzichtelijk te maken dat verschillende patiënten met verschillende teksten een verschillend effect sorteren bij verschillende mensen.

Het afwijzen van een euthanasieverzoek
Heb je wel eens een euthanasieverzoek afgewezen?
Wat maakte dat je hem hebt afgewezen?
Hoe heb je dat gedaan? Welke woorden heb je daarbij gebruikt?
Wat was het resultaat?
Wat heb je er, eventueel, van geleerd?

Tip voor begeleiders

Zorg dat de rest van de groep de casus helder heeft, en laat ze meedenken over de keus en de manier van communiceren. Hoe wordt het acceptabel voor de patiënt/familie?

Over de auteurs

Anne-Mei The

Mr. dr. Anne-Mei The is jurist en cultureel antropoloog. Zij doet onderzoek naar beslissingen en communicatie rond het levenseinde door jarenlang mee te lopen in ziekenhuizen en verpleeghuizen. Op basis van deze observaties schrijft zij verhalende en leesbare boeken voor een breed publiek, die in de media veel stof doen opwaaien. *Vanavond om 8 uur...* een boek over euthanasie (1997), *Palliatieve behandeling en communicatie*, over de hoop van longkankerpatiënten op genezing (1999), *In de wachtkamer van de dood*, over leven en sterven in het verpleeghuis (2005), *Tussen Hoop en Vrees*, eveneens over longkankerpatiënten (2006) en *Naast de stervende patiënt*, beslissen over palliatieve sedatie, euthanasie en morfine (2007). Haar boeken zijn vertaald in het Engels en in het Tsjechisch. Op basis van haar onderzoek geeft Anne-Mei The lezingen, adviezen en initieert ze projecten in de zorg, waaronder *De Werkvloer Centraal*. Zij maakt deel uit van verschillende adviescommissies in de zorg en is columnist van verschillende tijdschriften. Anne-Mei The is mede-initiatiefneemster van de *Martha Flora Huizen*, een nieuw verpleeghuisconcept voor mensen met dementie. Ze is ook verbonden aan de Universiteit van Amsterdam. Daarnaast is ze directeur van ICISZ (Instituut voor Communicatie Inzicht en Samenwerking in de Zorg).

Cilia Linssen

Drs. Cilia Linssen is trainer, coach en adviseur op het gebied van communicatie en samenwerking in de zorg. Zij geeft trainingen aan verpleegkundigen, artsen, verzorgenden en behandelteams op het gebied van communicatie (met elkaar en met patiënt/cliënt), presentatie, samenwerking en organisatie van communicatie.
Cilia Linssen is naast Anne-Mei The mededirecteur van het ICISZ (Instituut voor Communicatie Inzicht en Samenwerking in de Zorg). Hier leidt zij onder andere de uitvoering van *De Werkvloer Centraal*, een arbeidsmotivatieproject voor medewerkers in de ouderenzorg. Daarnaast doet zij onder andere onderzoek naar communicatie tussen arts en patiënt via internet en naar de invloed van naasten op de behandelbeslissingen van de patiënt.

ICISZ

Anne-Mei The en Cilia Linssen zijn beide directeur van ICISZ, Instituut voor Communicatie Inzicht en Samenwerking in de Zorg. ICISZ is gespecialiseerd in advies en training op het gebied van communicatie en samenwerking in de zorg. De adviezen en trainingen zijn gebaseerd op inzichten uit het onderzoek en de boeken van Anne-Mei The en anderen.

ICISZ ontwikkelt praktijkgerichte trainingen, gericht op het ontwikkelen van vaardigheden en het bewust worden van de invloed van de eigen normen en persoonlijkheid op de manier van communiceren. Het zijn actieve, energieke en praktijkgerichte leertrajecten voor mensen werkzaam in de zorg.

Aanpak:
- *Onderzoek*: diepgaand, gericht op besluitvorming en communicatie, en het zichtbaar maken van patronen. Simpel verwoord in levendige publicaties.
- *Advies*: praktisch, helder, haalbaar, creatief, no-nonsense, mensgericht.
- *Training*: actief, praktijkgericht, energiek, plezierig.

Contact

ICISZ, Instituut voor Communicatie, Inzicht en Samenwerking in de Zorg
   Schipholpoort 40
   2034 MB Haarlem
   Tel: 023-5403699
   Email: info@icisz.nl
   www.icisz.nl

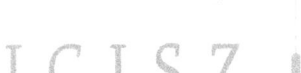

De boeken waarbij dit werkboek aansluit

The, Anne-Mei. *Tussen hoop en vrees*. Palliatieve behandeling en communicatie in ziekenhuizen. Houten: Bohn Stafleu van Loghum, 2006
   Een aangrijpend verhaal over de laatste levensfase van kankerpatiënten. In Nederland sterven per jaar 40.000 mensen aan kanker. In dit boek wordt beschreven wat zij meemaken. De rode draad door het boek is in hoeverre artsen patiënten de medische waarheid wel of niet moeten zeggen: een vraag die ons allen aangaat.
   ISBN 978 90313 47035

The, Anne-Mei. *Naast de stervende patiënt*. Beslissen over palliatieve sedatie, euthanasie en morfine. Houten: Bohn Stafleu van Loghum, 2007
   Indringend verslag van een tweejarige observatiestudie naar het naderende einde van patiënten op een longafdeling. Aan de hand van verhalende beschrijvingen wordt een beeld geschetst van de communicatie en besluitvorming rond het levenseinde (euthanasie, palliatieve sedatie en morfine) in de dagelijkse ziekenhuispraktijk en worden de perspectieven van verpleegkundigen, artsen, patiënten en familie inzichtelijk gemaakt.
   ISNB 978 90313 46455

Bijlage 1 Betrokkenheid

Je kunt je in je leven bij een heleboel dingen betrokken voelen. Bij alles waar je op een of andere manier mentaal of emotioneel bij betrokken bent, zoals je gezondheid, je kinderen, je werk, de politiek, het leed van andere mensen. Slechts op een deel van die dingen kunnen we zelf invloed uitoefenen. De dingen waar we wel invloed op kunnen uitoefenen staan in onze cirkel van invloed. Als je je in het leven richt op de dingen waar je geen invloed op hebt, maar je wel betrokken bij voelt dan kost je dat energie, en krijg je het gevoel dat je invloedssfeer steeds kleiner wordt. Je laat dan reactief gedrag zien (zie de tabel).

Omdat je je energie stopt in de dingen waar je niets aan kunt veranderen, schenk je te weinig aandacht aan dat waar je wel invloed op kunt hebben. Je cirkel van invloed wordt dus steeds kleiner, je wordt aangestuurd door externe factoren.

Als je je richt op dat waar je wel invloed op hebt, dan wordt je invloed en je gevoel van ruimte steeds groter. Je laat dan proactief gedrag zien, en je gebruikt je energie op een positieve manier (zie de tabel).

Bij levenseindekwesties kan het gebeuren dat je heel erg betrokken raakt bij de patiënt en familie zonder daadwerkelijke invloed te hebben. Dat kan leiden tot frustratie, pijn en in het ergste geval een burnout. Mensen die zich kunnen richten op dat wat ze wél kunnen doen, zijn over het algemeen in staat om met grote tevredenheid te zorgen voor mensen die terminaal zijn.

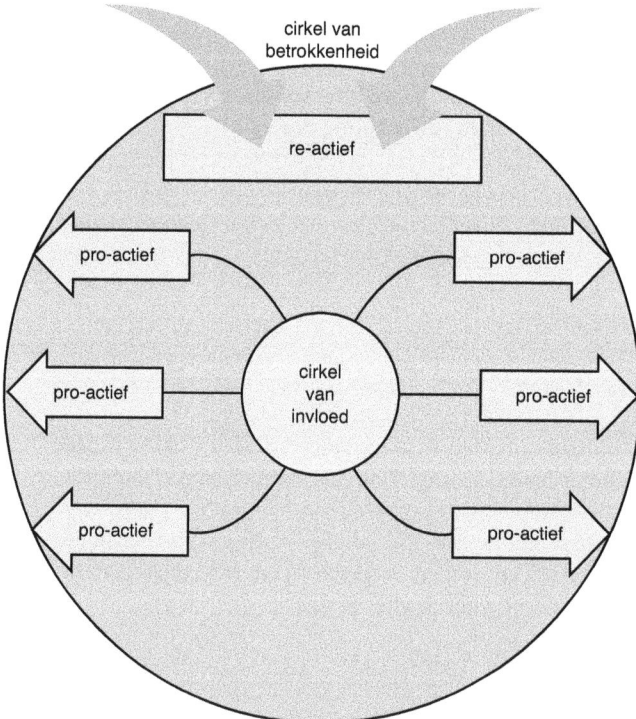

Figuur 1 De cirkels van invloed en betrokkenheid van Stephen Covey. www.franklincovey.nl

Bijlage 1 Betrokkenheid

Reactief gedrag	Proactief gedrag
klagen	initiatief nemen
zeuren	actie ondernemen
reageren	luisteren naar eigen signalen
afzetten	uitgaan van wat je wilt bereiken
in de put zakken	elkaar aanspreken
anderen de schuld geven	vragen stellen
op zwakheden van anderen letten	onbevangen benaderen
slachtoffergedrag	complimenteren
roddelen	kritiek geven
iemand achter zijn rug om prijzen	twijfels uiten
vooroordelen koesteren	zoeken naar een gezamenlijk belang
alleen kijken naar één kant (je eigen kant of die van anderen)	

Uit: S.R. Covey, De 7 eigenschappen van effectief leiderschap. Uitgeverij Business Contact Amsterdam/Antwerpen 2000.

Bijlage 2 Positie kiezen

Positie kiezen: onder-boven-gelijkwaardig

Je kunt in relaties en situaties met een ander verschillende posities kiezen. Er is een tijd en een plaats voor iedere positie. In je rol als moeder zul je vaak de bovenpositie kiezen, als patiënt op spreekuur bij de dokter de onderpositie. Ook kunnen mensen binnen een gesprek wisselen van positie.

Onder
Als je jezelf onder de ander zet, dan maak je jezelf afhankelijk van die ander. Hij/zij beslist over jou. Je gebruikt dan woorden als: 'mag ik, vind je het goed dat, alsjeblieft'. Als je de arts midden in de nacht belt omdat je bezorgd bent over een patiënt en graag wil dat de arts komt, dan zeg je vanuit een onderpositie: 'zou u alstublieft willen komen', of je vraagt het helemaal niet, jezelf daarmee afhankelijk makend van de conclusie die hij trekt uit jouw verhaal.

Boven
Als je jezelf boven een ander plaatst, dan maak je de ander afhankelijk van jou. Jij wordt de 'ouder'. Je kunt een aardige ouder zijn: 'jij mag dit doen' 'je doet het goed', of de veroordelende ouder: 'je doet het niet goed' 'ik vind dat jij dat anders moet doen' 'dat hoort niet'. Zodra je iets met een overdrachtelijk 'opgeheven vingertje' gaat zeggen zit je in de ouderrol. In het nachtelijke gesprek met de arts zeg je dan: 'U moet komen! Het is een schande dat u niet komt!'

Gelijkwaardig
Als je in gelijkwaardigheid met iemand communiceert, gebruik je woorden als 'ik wil' en 'ik voel'. Ik-boodschappen. In je telefoongesprek met de arts zeg je dan bijvoorbeeld: 'Ik vind dat het erg slecht gaat met de patiënt, ik heb er een heel slecht gevoel over en ik wil graag dat u komt'.

Ondergedrag roept bovengedrag op en vice versa. Dit heeft ook de neiging snel te wisselen binnen een gesprek: je wordt door iemand terechtgewezen, daarmee sta je onder, dat vind je niet prettig, dus je probeert boven te komen, meestal door te oordelen 'jij mag mij zo niet toespreken' (opgeheven vingertje). Als je als verpleegkundige de arts op het matje roept, is de kans groot dat je vervolgens zelf op het matje geroepen wordt. Gelijkwaardigheid roept gelijkwaardigheid op. Als je uit een ongelijkwaardige situatie wilt komen, zeg dan dus iets met de woorden 'ik voel' of 'ik wil', of vraag de ander wat die zou willen/voelt.

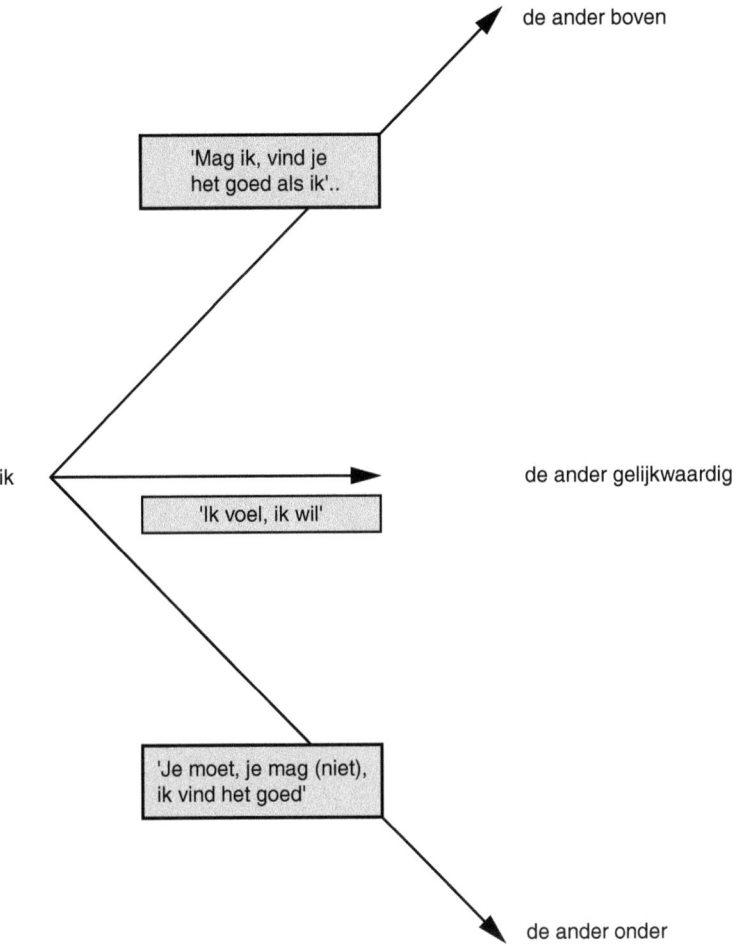

Figuur 2 Positie kiezen.

GPSR Compliance

The European Union's (EU) General Product Safety Regulation (GPSR) is a set of rules that requires consumer products to be safe and our obligations to ensure this.

If you have any concerns about our products, you can contact us on

ProductSafety@springernature.com

In case Publisher is established outside the EU, the EU authorized representative is:

Springer Nature Customer Service Center GmbH
Europaplatz 3
69115 Heidelberg, Germany

www.ingramcontent.com/pod-product-compliance
Ingram Content Group UK Ltd.
Pitfield, Milton Keynes, MK11 3LW, UK
UKHW051251180426
11947UKWH00020B/1660